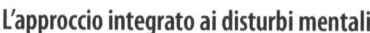L'approccio integrato ai disturbi mentali

Ferdinando Pellegrino

L'approccio integrato ai disturbi mentali

Linee guida e pratica clinica

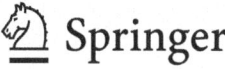
Springer

Ferdinando Pellegrino
Psichiatra e psicoterapeuta
Dirigente medico
Dipartimento di Salute Mentale
ASL Salerno (Ex Sa1)

ISBN 978-88-470-2010-8   e-ISBN 978-88-470-2011-5

DOI 10.1007/978-88-470-2011-5

© Springer-Verlag Italia 2011

9 8 7 6 5 4 3 2 1

Layout copertina: Ikona S.r.l., Milano

Impaginazione: Ikona S.r.l., Milano
Stampa: Fotoincisione Varesina, Varese

Springer-Verlag Italia S.r.l., Via Decembrio 28, I-20137 Milano
Springer fa parte di Springer Science+Business Media (www.springer.com)

Prefazione

Individuo, vita quotidiana e disturbi mentali hanno uno stretto collegamento poiché gran parte della sofferenza psichica è la naturale conseguenza di una condizione di disadattamento o di disagio che si avverte verso se stessi e verso l'ambiente in cui si vive.

Attraverso il sintomo l'individuo esprime questo disagio, cercando aiuto e un approccio che gli faccia comprendere le ragioni del malessere che spesso risiedono nella sua storia, nel suo modo di essere e di relazionarsi, nel suo modo di affrontare le vicende della vita.

Tuttavia il sintomo ha una sua obiettività, può essere secondario a malattie organiche, all'uso di sostanze medicamentose o d'abuso, oppure espressione di un malfunzionamento dei circuiti neuronali che regolano le funzioni mentali con anomalie nell'attività o nella comunicazione di specifiche aree cerebrali.

Grazie alle neuroimmagini si iniziano infatti a studiare le anomalie di connessione e coordinazione tra aree cerebrali distanti e a intravedere delle mappe – lo *schema elettrico* – che caratterizzano i singoli disturbi; ciò sicuramente contribuirà alla comprensione delle cause delle patologie mentali e all'individuazione di forme più efficaci di trattamento.

Occorre allora mirare all'integrazione delle conoscenze poiché il clinico deve poter coniugare i dati della ricerca con la conservazione e il rafforzamento della dimensione antropologica del rapporto medico-paziente.

In quest'ottica l'approccio proposto vuole valorizzare la comprensione soggettiva del disagio – il *vissuto* – all'interno di un metodo d'indagine in cui ogni aspetto della sintomatologia viene osservato e studiato da diversi punti di vista. Questo perché anche quando la sintomatologia psichica ha una base organica, vi sono aspetti psicologici individuali fondamentali per il paziente e per la gestione complessiva del percorso terapeutico.

L'approccio integrato rappresenta quindi una scelta operativa importante poiché supera ogni forma di dualismo – mente e corpo – per offrire una visione d'insieme in grado di elaborare interventi diagnostici e terapeutici – farmacologici e psicologici – unitari ed efficaci.

In questo senso l'integrazione delle conoscenze non rappresenta l'aggregazione di punti di vista o di osservazioni diverse, ma si configura come un approccio olistico, rivolto alla persona, nei suoi aspetti biologici, psicologici e relazionali.

Ciò presuppone una visione specialistica ampia, aperta al dialogo interdisciplinare e all'integrazione delle conoscenze: un approccio, questo, che stride con l'attuale assetto organizzativo sanitario che tende a parcellizzare gli interventi, a renderli sempre più ultraspecialistici perdendo quella visione d'insieme che invece si rivela l'arma vincente per il futuro.

Di fatto, rispetto alla frammentazione delle esperienze specialistiche, l'approccio integrato può essere recuperato valorizzando la ricerca nella pratica clinica e favorendo percorsi formativi – *audit clinici* – interdisciplinari in cui professionisti afferenti ad ambiti diversi si confrontano e riflettono su singoli casi clinici.

La scelta di descrivere attraverso la presentazione di casi clinici alcuni dei disturbi di frequente riscontro nella pratica clinica – dall'ansia alla depressione – risponde all'esigenza di proporre una metodologia di riflessione che possa favorire un approccio integrato al paziente e il confronto interdisciplinare nell'ambito delle neuroscienze e delle altre branche della medicina.

Ferdinando Pellegrino

Indice

Introduzione

L'approccio clinico al paziente con problemi di salute mentale negli ultimi anni si è profondamente modificato sia per fattori insiti alla natura delle patologie, sia per l'evoluzione e la modificazione dei fattori sociali il cui ruolo patogenetico concausale è sempre maggiormente riconosciuto.

Da una psichiatria relegata ad angusti spazi di intervento e confinata in luoghi segregati e lontani dal contesto sociale, si è passati ad una psichiatria che ha trovato una propria collocazione in seno alla medicina, alla pari di altre branche specialistiche.

A ciò ha contribuito anche l'evoluzione storica delle patologie osservate: dalla cura della schizofrenia e della psicosi maniaco-depressiva si è passati gradualmente agli attuali quadri clinici emergenti, come i disturbi del comportamento alimentare, le problematiche psicologiche e psicopatologiche connesse alle patologie fisiche e a tutte quelle patologie croniche o invalidanti che comportano una disabilità permanente che può essere alla base di disturbi psichiatrici anche di particolare rilevanza clinica.

Lo psichiatra si trova sempre più spesso a doversi occupare della *salute residua* [1] o di tutte quelle condizioni che comportano sofferenza e inabilità, con riduzione della qualità della vita; si pensi ad esempio alla gestione delle problematiche psicologiche in soggetti oncologici o sottoposti a trapianto d'organo.

Per tali motivi anche l'agire del medico si è dovuto modificare per acquisire competenze nuove sia diagnostiche che terapeutiche.

Dal punto di vista clinico è rimarcata l'importanza della diagnostica differenziale; infatti, molti sintomi psichici possono essere la manifestazione di patologie organiche che richiedono diagnosi e trattamenti precoci, così come molti trattamenti medici – ad esempio quelli a base di interferone – possono dar luogo a peculiari quadri psicopatologici.

Tutto ciò ha importanti implicazioni terapeutiche in quanto ci si ritrova spesso di fronte a quadri clinici complessi di *comorbilità* fisica e psichica che risultano difficili da affrontare; sono quindi necessarie nuove competenze che consentano di gestire programmi terapeutici complessi sia per la maggiore disponibilità di molecole – diverse per profilo di efficacia e tollerabilità –, sia per la necessità di utilizzare farmaci nel contesto di altre terapie mediche, con tutte le implicazioni che la politerapia comporta [2].

Anche la psicologia ha conquistato ambiti propri, sia all'interno degli ospedali che nella comunità, acquisendo competenze nuove ed avvicinandosi sempre di più alle neuroscienze con il riconoscimento dell'importanza dei fattori biologici nella patogenesi dei processi psicopatologici [3].

Il pluralismo metodologico, oggi prevalente, fonda le sue ragioni sulla necessità di un confronto multidisciplinare continuo e serrato nell'interesse comune di affrontare le patologie fisiche e psichiche in un'ottica unitaria, con al centro la persona e la sua storia [4, 5].

Non ci si aspetta più di assistere a discussioni sulla natura psichica o psicosomatica di alcune patologie, sull'opportunità o meno di adottare un trattamento farmacologico o psicoterapeutico: l'obiettivo – sia per il medico che per lo psichiatra o psicologo – è quello di integrare le proprie conoscenze e di avvalersi in modo appropriato degli strumenti utili alla gestione del singolo caso clinico.

In ambito medico sono numerose le esperienze acquisite in particolari settori, come l'oncologia, la cardiologia, la gastroenterologia e la ginecologia, ambiti in cui le problematiche psicologiche e psicopatologiche sono particolarmente sentite dagli operatori; qui si sono sviluppate esperienze interessanti di collaborazione interdisciplinare [6,7] che hanno posto le basi ad un approccio *globale* alle patologie dell'uomo.

In tali contesti sono stati sviluppati modelli avanzati di interazione che hanno coinvolto, nel rispetto dei propri ruoli, più figure professionali il cui apporto può essere di fondamentale importanza nella pratica clinica.

Dimesso dal reparto di cardiologia con la diagnosi di "precordialgia in assenza di segni clinico-strumentali di ischemia miocardica inducibile; ipertensione arteriosa II stadio, iperlipidemia combinata; obesità; scleroadenoma prostatico", a Giacinto, 44 anni, viene prescritta una terapia con alfuzosina cloridrato, rosuvastatina, lercanidipina, zofenopril e acido acetilsalicilico.

Gli viene inoltre consigliata una consulenza psichiatrica in quanto la persistenza della precordialgia, che negli ultimi mesi è diventata frequente motivo di consulto medico, non ha trovato riscontro in patologie organiche, mentre viene presa in considerazione la possibilità della presenza di un disturbo ansioso o depressivo.

Giacinto ha sempre goduto di buona salute, è sposato, ha due figli e lavora presso un'autofficina come meccanico, un lavoro che ha sempre svolto con passione; fuma oltre 20 sigarette al giorno e viene riferito un abuso sporadico di alcolici, che lo scorso anno gli è costato il ritiro della patente.

Negli ultimi mesi, l'insorgenza improvvisa di precordialgie lo ha indotto a rivolgersi al proprio medico di famiglia ed in più occasioni a recarsi presso il pronto soccorso più vicino, fino a quando non gli è stato consigliato un ricovero ospedaliero.

Il caso di Giacinto è emblematico poiché l'attuale condizione clinica può essere gestita adeguatamente attraverso un approccio globale alle sue problematiche fisiche e psichiche.

Tale approccio deve necessariamente comprendere:
- la valutazione dei sintomi psichici e la loro rilevanza clinica;
- la comprensione dei fattori psicologici che sostengono lo stile di vita del paziente;
- l'approfondimento delle valutazioni effettuate in ambito specialistico attraverso un contatto diretto con il cardiologo e con il medico di famiglia;
- la conoscenza delle principali caratteristiche delle molecole assunte dal paziente, nel caso si scelga di intervenire con un trattamento farmacologico;
- la valutazione degli interventi atti a modificare il suo stile di vita, in quanto nessuna terapia potrebbe sortire effetti significativi in presenza di comportamenti disfunzionali, come l'assunzione di alcolici ed il fumo di sigarette.

Si tratta di condizioni cliniche complesse, molto più frequenti di quanto si possa credere e che richiedono specifiche competenze professionali; in tali circostanze, l'intervento mirato alla sola gestione della sintomatologia psichica e svincolato da una valutazione complessiva del caso in esame, non sortirebbe alcun beneficio, così come non si avrebbero risultati significativi con l'intervento esclusivo di natura medica.

La semplice prescrizione di farmaci, senza un intervento congiunto di tipo psicologico, non sarà sufficiente ad ottenere i benefici attesi sull'ipertensione o sul dismetabolismo lipidico [8]; occorrerà intervenire anche sui fattori psicologici che sostengono lo stile di vita disfunzionale.

Come vedremo, essendo la diagnosi dei disturbi mentali una diagnosi di esclusione, è doveroso procedere, in ogni caso, ad una valutazione delle condizioni fisiche e psichiche del paziente, invece di intraprendere trattamenti psicologi o farmacologici senza la necessaria valutazione clinica.

Assunta ha 15 anni e sta frequentando il secondo liceo scientifico, viene alla mia osservazione su richiesta della madre poiché da qualche mese sta presentando una sintomatologia ansiosa caratterizzata da improvvisi attacchi di panico, che compaiono a ciel sereno e senza apparenti motivazioni. Su indicazione del medico di famiglia, Assunta da due settimane ha iniziato un trattamento benzodiazepinico senza altra indicazione.
Due giorni prima di consultarmi, a seguito di un'altra crisi, si è rivolta al locale pronto soccorso ospedaliero dove le è stata praticata una benzodiazepina intramuscolo e confermata la terapia in atto.

La tipologia delle manifestazioni cliniche di Assunta non ha lasciato dubbi ai medici: con la diagnosi di attacchi di panico viene automatica la prescrizione di un farmaco e il rinvio a casa della paziente, perché "è solo un attacco di panico, non è niente".

Tale approccio appare riduttivo, non risolutivo e non appropriato, infatti Assunta continuerà ad avere attacchi di panico. Semplificare l'approccio alla sola prescrizione di un farmaco favorisce la cronicizzazione del disturbo e l'uso protratto dei farmaci senza una valida ragione.

Per Assunta inoltre tale approccio ha assunto il significato di una condanna, quasi a dire: sei come tua madre che da oltre vent'anni soffre di disturbi d'ansia con assunzione cronica di benzodiazepine svincolata da qualsiasi controllo medico.

Un approccio più corretto avrebbe preso in considerazione la possibilità di un approfondimento clinico del caso, fino a stabilire un intervento terapeutico personalizzato.

Dal punto di vista clinico sarebbe stato opportuno richiedere una serie di indagini di laboratorio, comprensive della funzionalità tiroidea, e almeno un ECG con visita cardiologica e, nello stesso tempo, andava richiesta una consulenza psichiatrica per la valutazione dei sintomi, del loro significato clinico e delle caratteristiche di personalità della paziente.

La valutazione complessiva dei dati raccolti avrebbe consentito di pianificare un intervento terapeutico appropriato – farmacologico e/o psicologico – con l'obiettivo della remissione del quadro clinico ed il rafforzamento della personalità della paziente attraverso la comprensione delle dinamiche psicologiche sottese alle manifestazioni cliniche.

Tale approccio valorizza la persona, la pone al centro dell'intervento medico [4], integra le competenze delle diverse professionalità e consente un monitoraggio dell'andamento del quadro clinico con una maggiore probabilità di ottenere esiti positivi.

L'approccio integrato ai disturbi mentali

1

Dopo anni di trattamenti con ansiolitici, antidepressivi e psicoterapia per disturbi d'ansia con attacchi di panico Angelo, 47 anni, si ritrova in un letto d'ospedale per un arresto cardiaco; ha la *sindrome di Brugada*, una patologia aritmogena causata da canalopatie su base genetica, predisponente a sincope e morte cardiaca improvvisa [9] e pertanto gli è stato impiantato un cardio-defibrillatore.

Qualche dubbio è sorto: le manifestazioni cliniche del panico erano tali o potevano essere riconducibili a tale sindrome? Vi poteva essere una comorbilità? La terapia prescritta avrebbe potuto favorire l'insorgenza di un'aritmia mortale? Quali indagini andavano fatte?

Angelo ha iniziato a soffrire di attacchi di panico da quando aveva 25 anni, con episodi caratterizzati da improvvise palpitazioni notturne accompagnate da senso di soffocamento e da analoghi episodi che si presentavano soprattutto quando si trovava in luoghi chiusi o affollati, generalmente in situazioni di stress.

La *sindrome di Brugada* può essere del tutto asintomatica e presentarsi, tra l'altro, con sintomi minori come palpitazioni e/o vertigini, sincopi, disturbi della memoria a breve temine e respiro agonico notturno, sintomi del tutto compatibili con i disturbi dello spettro ansioso, come il panico.

La maggior parte dei sintomi psichici è causata da disturbi mentali, ma occasionalmente, tali sintomi possono essere causati da malattie fisiche; escludere questa possibilità o tendere ad ignorarla vuol dire rischiare di perdere un'importante occasione per formulare una diagnosi corretta, mettendo in pericolo la vita del paziente [10]. Per tali motivi l'approccio multiassiale proposto dell'*American Psychiatric Association* (APA) nel *Manuale diagnostico e statistico delle malattie mentali* (DSM, giunto alla IV edizione) prevede una precisa codificazione dello stato di salute del soggetto, sia per la definizione di ogni disturbo psichico in termini di diagnosi differenziale, sia per la comprensione delle condizioni generali del paziente, utile nella gestione del programma terapeutico e per comprendere sempre meglio la stretta correlazione tra disturbi psichici e fisici [11].

L'approccio proposto dall'APA articola la diagnosi su cinque assi (*approccio multiassiale*), così definiti:

- Asse I = Disturbi clinici e altre condizioni che possono essere oggetto di attenzione clinica.
- Asse II = Disturbi di personalità; ritardo mentale.
- Asse III = Condizioni mediche generali.
- Asse IV = Problemi psicosociali ed ambientali.
- Asse V = Valutazione globale del funzionamento.

Lo scopo è di raccogliere informazioni dettagliate sulla natura dei disturbi e di codificarli secondo criteri standardizzati in modo da favorire un approccio clinico comprensivo di un numero adeguato di variabili che consentano la formulazione di una diagnosi precisa; inoltre tali informazioni appaiono utili per il monitoraggio nel tempo del disturbo e per prevedere e codificare l'esito del trattamento [12].

L'*Asse I* comprende i *disturbi mentali* propriamente detti; essi vengono concettualizzati come una sindrome, un modello comportamentale o psicologico clinicamente significativo, associata a disagio, aumento significativo del rischio di morte, dolore, disabilità o a un'importante limitazione della libertà.

In linea di principio per la diagnosi clinica ci si può ispirare a due concetti base: la *centralità specifica* e la *significatività clinica*:

- Cosa induce il paziente a chiedere aiuto al medico? Quali sono i sintomi centrali (*nucleo psicopatologico*) che causano sofferenza? Qual è la caratteristica principale di questi sintomi e in quale categoria di disturbi possono essere riconosciuti?
- Questi sintomi hanno un significato clinico? Causano cioè "una menomazione o un disagio clinicamente significativi"?

Sull'*Asse I* è permessa la formulazione di più diagnosi; in tal caso è opportuno indicare, quando possibile, la diagnosi che si ritiene principale.

Nella pratica clinica molti disturbi si sovrappongono, è possibile la presenza di quadri misti, atipici, con una elevata comorbilità, come nel caso della sovrapposizione dei disturbi dell'umore con i disturbi d'ansia e somatoformi o di tante altre condizioni che rendono difficile l'identificazione del disturbo mentale così come descritto nei sistemi diagnostici.

La conoscenza approfondita della natura dei disturbi e della loro storia naturale favorisce la precisa definizione della diagnosi e consente una più adeguata definizione del programma terapeutico che deve necessariamente essere supportato dalla codificazione dell'*Asse II*.

Nessuna diagnosi e nessun trattamento è infatti attuabile se non viene definito il substrato di personalità, o la eventuale presenza di un ritardo mentale, su cui il disturbo si è sviluppato.

L'Asse II risponde, fondamentalmente, alla necessità di comprendere il modo di essere di una persona:

- Qual è il suo modo abituale di essere? Come vive nella società?
- Quali sono i meccanismi di difesa che utilizza abitualmente?
- Presenta tratti di personalità disturbanti o disfunzionali?

L'approfondimento di questo vasto capitolo della psichiatria aiuta il clinico a comprendere, tra l'altro, le ragioni del *mal-essere*, a cogliere le caratteristiche premorbose di un disturbo e a cogliere importanti elementi per formulare un giudizio prognostico utile alla definizione del programma terapeutico.

L'*Asse III* propone invece la complessità dei rapporti tra patologie organiche e psichiche e richiama l'attenzione del clinico sulla necessità di considerare l'esclusione di una patologia organica, determinante per la diagnosi di un disturbo mentale.

Malattie organiche e malattie psichiche si intrecciano e si influenzano reciprocamente (ad esempio, l'insorgenza di quadri depressivi nel post-ictus cerebrale o nel Parkinson) rendendo in molti casi difficile il percorso diagnostico e terapeutico.

L'importanza di queste annotazioni è ancora troppo spesso trascurata nonostante la facilità di accesso ad esami diagnostici precisi, così come si dà ancora scarsa importanza all'esame, in sede di diagnostica differenziale, dell'effetto di alcuni farmaci (ad esempio gli antipertensivi, gli analgesici) sul sistema nervoso centrale [13].

Può pertanto essere utile, in termini di diagnostica differenziale, considerare che un disturbo mentale può essere:
- un disturbo primitivo (e quindi in *comorbilità* con l'eventuale presenza di patologie organiche);
- la conseguenza diretta di fattori organici;
- *concausale* o intimamente connesso con la/le patologie organiche;
- *reattivo* o *secondario* a patologie organiche o psichiche.

Nel primo caso si riscontra la tipica sintomatologia del disturbo mentale preso in esame, in soggetti la cui anamnesi, sia personale che familiare, può generalmente essere positiva per altri episodi psicopatologici, ma considerando la possibilità che la sintomatologia psichica può insorgere in qualsiasi momento della vita ed essere in comorbilità con patologie organiche che fungono semplicemente da fattore slatentizzante o scatenante.

Nel secondo caso, invece, ci deve essere una dimostrazione, fondata sull'anamnesi e su specifiche indagini cliniche, di laboratorio e strumentali che i sintomi siano la diretta conseguenza di una patologia organica e che non si manifestino durante il decorso di un *delirium*.

Anche l'uso di farmaci (tabella 1.1) o di sostanze d'abuso può indurre l'insorgenza di sintomi psichici [13]; è nota, ad esempio, l'associazione della comparsa di *gambling* (gioco d'azzardo patologico) con l'assunzione di farmaci dopaminergici per la cura del morbo di Parkinson, come la cabergolina o il pramipexolo.

Nella valutazione complessiva del quadro psicopatologico, la "relazione temporale fra insorgenza, esacerbazione o remissione della condizione medica generale e quella del disturbo mentale" può orientare il clinico verso una condizione legata alla patologia organica.

La conoscenza delle caratteristiche dei principali disturbi psichici primari può essere di aiuto nella diagnosi differenziale poiché i disturbi psichici conseguenti a fattori organici si manifestano generalmente con caratteristiche cliniche atipiche (età di esordio, modalità cliniche, tipologia di decorso). Vi sono tuttavia patologie organiche – come la demenza o il morbo di Parkinson – in cui lo sviluppo di sintomi psichici è pressoché costante.

Si tratta di patologie in cui lo sviluppo dei sintomi psichici è intimamente connesso con l'evoluzione del processo morboso su base organica.

1

Tabella 1.1 Farmaci e sintomi psichiatrici

Molti farmaci utilizzati in medicina possono determinare l'insorgenza di quadri clinici psichiatrici, dai sintomi depressivi fino alla comparsa di un delirium; alcuni esempi:
- le penicilline sono associate a numerosi eventi tossici centrali (sedazione, allucinazioni...)
- per i calcio antagonisti, soprattutto negli anziani, sono riportati: sonnolenza o sedazione, cam-
biamenti dell'umore con disforia e mania, psicosi, delirio;
- il 2% dei pazienti che assumono ACE-inibitori deve interrompere la terapia per gli effetti collaterali neuropsichiatrici;
- Digitossina/Digossina: il 35% circa dei pazienti che assumono glicosidi cardiaci, anche a dosaggi terapeutici, manifesta effetti collaterali quali sedazione, apatia, depressione, psicosi;
- la Teofillina ha effetti neuropsichiatrici dose-dipendente: ansia, iperestesia, insonnia, irrequietezza, tremore;
- con l'uso di FANS la sedazione e le vertigini sono frequenti (9%). Altre manifestazioni (1%):
confusione, disforia, allucinazioni, deliri;
Si richiede pertanto, in ogni circostanza, la verifica della terapia in atto, ponendo specifiche do-
mande sull'utilizzo dei farmaci. Particolare attenzione deve essere posta in soggetti in trattamento con politerapie.

Il disturbo mentale può, infine, essere *reattivo* o *secondario* alla patologia organica.

Il termine reattivo indica nello specifico una difficoltà di adattamento, del tutto
transitoria e per certi aspetti fisiologica, alla diagnosi di una patologia organica, all'
ospedalizzazione, ai percorsi diagnostici e terapeutici che ci si ritrova ad affrontare.

Si tratta di una condizione di "abnorme reattività alla malattia" che, nel momento in cui viene a strutturarsi, diventa persistente ed invalidante dando luogo, talvolta, a quadri clinici come il Disturbo dell'Adattamento con Umore Depresso o
l'Episodio Depressivo Maggiore, con diversi livelli di gravità.

Pari importanza deve essere data alla descrizione dell'*Asse IV* che ci consente
di descrivere e analizzare gli eventi della vita di una persona, siano essi positivi o
negativi, al fine di attingere informazioni preziose ai fini diagnostici e terapeutici.

È importante conoscere gli eventi traumatici vissuti da un soggetto, il contesto
familiare e sociale in cui ha vissuto e vive, la situazione economica, abitativa e tutto
quanto possa aver inciso nella determinazione di un disturbo mentale. Ciò che deve
essere sottolineato non è tanto l'evento traumatico in sé quanto il vissuto soggettivo (*risonanza affettiva*) rispetto all'evento stesso.

Infine l'analisi dell'*Asse V* ci consente di valutare il livello di funzionamento
globale di un soggetto e di trarre utili informazioni per pianificare il trattamento,
misurare il suo impatto e predirne l'esito.

Esistono alcuni strumenti, le scale di valutazione, messi a punto con questo
obiettivo; tuttavia, ci si rende conto che nella pratica clinica spesso risultano, anche
per mancanza di tempo, non applicabili.

In ogni caso, riuscire a farsi un'idea di come il paziente "funzionasse" prima
dell'insorgenza dell'evento psicopatologico e di come, in seguito al trattamento, lo
stesso soggetto "abbia ripreso" a funzionare risulta di estrema utilità clinica.

Alcune informazioni, laddove possibile e previo consenso del paziente, possono essere raccolte dai suoi familiari.

L'attenzione del clinico, in termini di diagnostica differenziale, non deve tuttavia limitarsi alla prima fase del processo diagnostico; infatti, è necessario un monitoraggio continuo della sintomatologia per tutta la durata del trattamento e fino alla remissione completa del quadro clinico.

Il monitoraggio, dal punto di vista organico, ha una valenza importante in quanto, contestualmente al trattamento, si può avere:

- l'insorgenza di patologie organiche con sintomi che possono essere sottostimati: ad esempio, l'astenia nelle fasi iniziali di una epatite può non essere presa in considerazione o essere considerata come l'espressione sintomatologica del quadro depressivo per il quale il paziente è in trattamento;
- la comparsa di effetti fisici con manifestazioni psichiche secondarie a modalità espressive del disturbo mentale, come l'insorgenza di una sindrome da iperventilazione con ipofosforemia in corso di attacco di panico [14];
- la comparsa di reazioni avverse ai farmaci (ADR, *Adverse Drug Reactions*) che in alcuni casi possono fuorviare il clinico, favorendo il fenomeno della "cascata delle prescrizioni" (*prescribing cascade*) caratterizzato dalla prescrizione superflua di farmaci in seguito a una erronea interpretazione della sintomatologia [15].

Occorre prestare una particolare attenzione alle abitudini del paziente che può non ritenere essenziali, e quindi non fornire, alcune informazioni importanti; raramente, ad esempio, si chiede al paziente se utilizza sostanze come prodotti da banco o erbe medicinali, spesso non considerati "farmaci", anche a causa di una scarsa informazione o di campagne pubblicitarie che tendono a sottostimarne gli effetti collaterali.

Sostanze come la valeriana, il kava-kava, la camomilla, l'iperico, il ginko, possono infatti avere specifici effetti collaterali e interazioni anche rilevanti con farmaci di comune utilizzo in psichiatria [16].

Molto frequente è anche l'abuso di farmaci analgesici – come l'acidoacetilsalicilico e i farmaci antinfiammatori non steroidei (FANS) – i cui effetti collaterali sono spesso sottostimati soprattutto quando utilizzati in associazione ad antidepressivi inibitori della ricaptazione della serotonina (SSRI).

Luciano, dopo essere stato colpito da infarto cardiaco all'età di 56 anni, è stato ricoverato in ospedale e sottoposto ad un intervento di angioplastica; è stato dimesso dopo venti giorni con terapia domiciliare con acidoacetilsalicilico e amoplidina besilato.

A distanza di sei mesi dall'infarto Luciano, dirigente amministrativo presso un'azienda sanitaria, ha iniziato a presentare un quadro depressivo caratterizzato da ipostenia, disinteresse per l'ambiente circostante, senso di inadeguatezza rispetto al ruolo occupato ed insonnia. Ha iniziato inoltre a ritenersi non più in grado di gestire la complessità del lavoro, fino ad allora svolto senza particolari difficoltà, ad essere irritabile, a fumare oltre 20 sigarette al giorno nonostante il divieto imposto dai sanitari.

Per tali motivi, dopo aver consultato uno psichiatra, ha iniziato ad assumere la sertralina e a seguire un percorso psicoterapeutico; la comparsa, a distanza di circa dieci giorni dall'inizio del trattamento, di ecchimosi e petecchie su entrambi gli avambracci ha reso opportuna la sospensione della sertralina con regressione delle stesse nel giro di alcuni giorni.

Luciano ha così concordato con lo specialista il prosiguo della sola psicoterapia che è durata circa un

1

anno con remissione completa del quadro clinico.

L'anamnesi negativa per patologie psichiatriche, la stretta relazione fra l'infarto cardiaco e l'insorgenza del quadro depressivo, l'adeguata *compliance*, la buona capacità introspettiva e il discreto livello di sostegno familiare e lavorativo hanno favorito il buon esito del trattamento.

La complessità della pratica clinica richiede, quindi, un monitoraggio continuo del trattamento che, soprattutto nei casi di comorbilità di patologie psichiche e fisiche, deve essere particolarmente attento e condotto in stretta collaborazione con le altre branche specialistiche e con il medico di famiglia.

Tale integrazione deve anche interessare lo psicologo o lo specialista che pratica la psicoterapia poiché, avendo una maggiore possibilità di contatti continui con il paziente, ne può rilevare segnali di preoccupazione che richiedono l'intervento medico.

Tuttavia, sono molteplici le problematiche di comunicazione e relazione tra gli operatori sanitari e indubbiamente non è facile predisporre idonee misure per favorire tali processi; appare evidente che il problema esiste ed è molto sentito dai medici, ma le iniziative per affrontarlo sono marginali e inadeguate.

"Nessuno aveva menzionato, e forse nessuno se n'era nemmeno interessato, ciò che avveniva nell'intimo del paziente mentre questi veniva spedito da un medico all'altro e si trovava ogni tanto steso sulla tavola operatoria. Ora, chi era responsabile del paziente?" [17]

Con questa domanda Michael Balint metteva a confronto le responsabilità del medico di famiglia, del chirurgo, dello psichiatra e di altri specialisti che avevano avuto modo di visitare un paziente, ma tutti avevano omesso di approfondire le sue dinamiche psicologiche e non vi era stato alcun confronto interdisciplinare.

Tale fenomeno, descritto da Balint come la *collusione dell'anonimità*, descrive molto bene quanto accade nella pratica clinica: "Tutti fanno del loro meglio e spendono le loro energie in modo inutile, senza che vi sia un solo responsabile del trattamento – o bistrattamento – del caso" [17].

Ciò non favorisce il buon esito degli interventi, aumenta i livelli del rischio clinico e rappresenta un'occasione persa per accrescere lo scambio di informazioni e comunicazione tra le varie aree specialistiche, fonte di aggiornamento e crescita professionale.

Il problema si amplia se si considera che una buona comunicazione fra gli operatori serve anche a migliorare il rapporto con l'utenza che altrimenti coglie la frammentarietà delle specializzazioni, le considera separate, pensa che ogni specialista possa operare in piena autonomia.

Ciò dimostra che l'esigenza di favorire i processi comunicativi e formativi interprofessionali è avvertita come prioritaria e non più differibile nella consapevolezza che una visione olistica del paziente favorisca una migliore appropriatezza degli interventi ed una riduzione del rischio clinico [18].

L'approccio multiassiale dell'American Psychiatric Association (APA), oltre a favorire lo scambio di informazioni tra operatori afferenti allo stesso ambito professionale, si pone come uno strumento utile al confronto interdisciplinare, che si coniuga molto bene con il modello della medicina *patient centred* – centrata sul paziente – che "integra la dimensione biologica della medicina tradizionale in una prospettiva in cui il malato è protagonista e, in tal modo, propone una soluzione alle critiche di disumanizzazione della medicina stessa" [4].

Partendo dal presupposto che ogni evento morboso, pur presentando caratteristiche cliniche simili per tipologia, si differenzia in ciascun paziente in ragione delle sue caratteristiche genetiche, psicologiche, familiari e sociali, il modello propone di aggiungere alla necessità di individuare con precisione una malattia e di trattarla con misure attuali ed efficaci la necessità di confrontarsi con il significato soggettivo che la malattia acquista per il singolo paziente:

"Una visita medica *patient centred* coinvolge attivamente il paziente e garantisce che il suo punto di vista, i suoi bisogni, le sue preoccupazioni siano articolati nella relazione con il medico" [4]; il punto di vista del paziente diventa così centrale nel rapporto con il medico ed è attivamente utilizzato nel processo clinico.

In quest'ottica appare rilevante la recente pubblicazione del *Manuale Diagnostico Psicodinamico* (PDM) con cui viene a rafforzarsi questa moderna prospettiva di indagine clinica, di ricerca e di pianificazione degli interventi diagnostici e terapeutici [19] in un'ottica globale, multiassiale, multidimensionale.

Nosografia e pratica clinica

La possibilità di operare in medicina delle scelte appropriate dipende dalla capacità del clinico di trasdurre al singolo paziente le migliori conoscenze scientifiche nell'attualità della pratica clinica.

La valutazione e la scelta terapeutica dipendono dalla conoscenza dei sistemi nosografici, degli studi clinici, delle linee guida oggi sostenute dalla necessità di operare nell'ambito della *Evidence-Based Medicine* (EBM) o "medicina basata sulle evidenze" [20]. Pur nel rispetto della piena autonomia professionale, è necessario operare in linea con le conoscenze scientifiche più attuali ed accreditate a livello internazionale.

I sistemi diagnostici utilizzati in psichiatria possono essere intesi come linee guida, come schemi orientativi per formulare una diagnosi che, in ogni caso, si avvale del giudizio clinico [11]; infatti, l'elencazione e la strutturazione dei disturbi mentali in categorie non può essere applicata meccanicamente.

Essi – il DSM e l'ICD o Classificazione Internazionale delle Malattie – [11, 21] si presentano con definizioni prefissate e criteri di classificazione rigidi, talvolta artificiosi e difficili da adattare alla pratica clinica, mentre si avverte sempre di più l'esigenza di valorizzare l'esperienza del singolo professionista, il cui giudizio è rilevante nella formulazione di una diagnosi e nella pianificazione del programma terapeutico.

Tuttavia, anche in psichiatria si inizia ad avvertire l'esigenza di considerare la pratica clinica come luogo di riflessione, di ricerca e di confronto con altri professionisti, concorrendo a stimolare una critica costruttiva nei confronti delle linee guida attraverso la valorizzazione della propria esperienza.

Quanto è accaduto in medicina attraverso il progetto STROBE – *Strengthening the Reporting of Observtional* – [22] il cui obiettivo è stato quello di migliorare la realizzazione di studi clinici osservazionali, sta suscitando interesse negli operatori della salute mentale, stimolando la ricerca di modelli in grado di garantire l'appropriatezza clinica; ciò inoltre mira a fornire dati clinici standardizzati utili allo sviluppo delle conoscenze scientifiche.

Tali considerazioni, che fino a qualche anno fa potevano considerarsi al di fuori di ogni logica data la natura dei disturbi mentali (si pensi ad esempio alle difficoltà di co-

2

dificare studi scientifici nell'ambito della psicoterapia), sono oggi attuali anche grazie al PDM.

Messo a punto dall'American Psychoanalytic Association e da altre principali associazioni psicoanalitiche, il PDM si presenta come un manuale di nosografia psicoanalitica sistematica in cui la diagnosi risulta il prodotto dei dati osservazionali e di un ragionamento clinico che implica, tra gli altri, aspetti evolutivi ed eziopatogenetici dei disturbi mentali.

L'obiettivo del PDM è di spiegare l'intero range di funzionamento mentale, andando a completare gli sforzi di catalogazione dei sintomi promossi negli ultimi trent'anni dal DSM e dall'ICD [11, 21].

Esso non si propone di sostituire il DSM, che ha i suoi scopi precisi, ma piuttosto di integrarlo in chiave psicoanalitica (psicodinamica) attraverso la valorizzazione della soggettività – l'esperienza e il vissuto personale – del singolo caso.

Le categorizzazioni più dimensionali del PDM cercano di evidenziare ciò che rende ciascun individuo unico e inequivocabilmente diverso da ogni altra persona al mondo; anche la pianificazione del trattamento diventa unica ed indirizzata al singolo caso clinico.

Il PDM si struttura in tre assi:
- **Asse P** per la valutazione dei pattern e dei disturbi di personalità
- **Asse M** per la valutazione del funzionamento mentale
- **Asse S** per la valutazione dell'esperienza soggettiva dei pattern sintomatici dei vari disturbi.

L'**Asse P** aiuta il clinico ad individuare le principali caratteristiche di personalità, ponendo come premessa che non esiste una chiara e netta linea di demarcazione tra "tipo di personalità" e "disturbo di personalità". Il funzionamento umano si dispone lungo un *continuum* che è funzionale e adattivo nelle persone sane, disfunzionale e disadattivo nei disturbi di personalità (tabella 2.1) che arrivano a compromettere gravemente il funzionamento dell'individuo in rapporto alla loro gravità (tabella 2.2).

L'individuazione delle caratteristiche portanti della personalità del paziente in ambito clinico può risultare di fondamentale importanza sia per comprendere le mo-

Tabella 2.1 Pattern e disturbi di personalità

• schizoidi	• depressi
• paranoidi	• ansiosi
• narcisisti	• somatizzanti

Esempi di pattern e disturbi di personalità codificati dal PDM con P (P101-P115)

Tabella 2.2 Livello di organizzazione della personalità

• nevrotico
• borderline
• psicotico

La gravità dei disturbi di personalità viene rappresentata dal continuum che va dalla nevrosi alla psicosi; l'area borderline rappresenta un livello di gravità sufficientemente elevato.

dalità con cui il soggetto tende a gestire la propria vita, sia per farsi un'idea di come interagire con lui, di come porsi nei suoi confronti ed aiutarlo nel percorso di malattia.

L'**Asse M** mira a comprendere il funzionamento mentale del paziente attraverso la codificazione di alcuni parametri base; vengono prese in esame le capacità di attenzione e di apprendimento, anche in situazioni di stress, le capacità relazionali e introspettive, il senso di sicurezza interno, l'espressione affettiva e la capacità di utilizzare in modo appropriato i meccanismi psicologici di difesa.

Ne consegue un giudizio complessivo che va dall'individuazione di un livello di funzionamento ottimale ad un livello in cui sono presenti gravi lacune nelle funzioni mentali di base.

L'**Asse S**, infine, mira alla comprensione dell'esperienza soggettiva che i pazienti hanno dei diversi pattern sintomatici (tabella 2.3) che non sono semplicemente disturbi a sé stanti, ma espressioni esplicite del modo in cui viene affrontata l'esperienza di malattia. Esso è il termometro – la prova del nove – dell'integrità della struttura di personalità (Asse P) e del funzionamento mentale del soggetto (Asse M) rispetto a un quadro sintomatologico che comporta sofferenza e disagio; ciò che si vuole comprendere è cosa si nasconde dietro il sintomo e quali strumenti il soggetto mette in campo per affrontare la malattia.

Tabella 2.3 Pattern sintomatici

• disturbi dell'adattamento	• disturbi dell'umore
• disturbi d'ansia	• disturbi somatoformi (di somatizzazione)
• disturbi dissociativi	• disturbi sessuali e dell'identità di genere

Esempi di pattern sintomatici codificati dal PDM con S (S301-S313)

Se il disturbo psichico si presenta clinicamente con sintomi simili (ansia, difficoltà alla concentrazione, condotte di evitamento, *iperarousal psicofisiologico*, insonnia, somatizzazioni) con la metodologia proposta si evidenziano l'unicità della persona e il suo modo di vivere la malattia.

Lo stesso disturbo può quindi avere significati diversi in rapporto alla singola persona; comprendere ciò aiuta il clinico ad avere una migliore relazione con il paziente e a gestire meglio il programma terapeutico.

Inoltre, avendo una visione completa del profilo di personalità del paziente, del suo livello di funzionamento e delle modalità sintomatologiche attraverso le quali esprime il disagio, si ottiene anche una visione prospettica utile a definire la prognosi.

Da quando lo scorso anno è morta la sua convivente, Luigi vive da solo. È pensionato, ha 68 anni e una figlia – nata dalla moglie da cui si è separato da circa trent'anni – che regolarmente lo accudisce; ha sempre lavorato come cameriere e anche adesso, quando se la sente, soprattutto nel fine settimana va ad aiutare un suo amico che gestisce un ristorante.

Il suo problema è l'insonnia, dorme poco e male, ciò gli crea uno stato di apprensione e angoscia che lo induce a rivolgersi continuamente al suo medico di famiglia.

2

Attualmente è in terapia con amlodipina, propranololo, simvastatina, acido acetilsalicilico, bromaze-pam e una compressa di zolpidem.

La sua storia è iniziata all'età di quarant'anni con una sintomatologia caratterizzata da episodi di an-sia, panico, tachicardia, innalzamento dei livelli pressori – fino ad avere crisi ipertensive – tremore, attacchi di cefalea e insonnia; gli fu diagnosticato un "quadro ipertensivo in soggetto con sindrome ansiosa" ed è stato trattato con antipertensivi e ansiolitici fino a quando – dieci anni fa – è stato ope-rato di *feocromocitoma*.

L'attuale quadro clinico è caratterizzato da insonnia e depressione del tono dell'umore; non è stato pos-sibile sospendere le benzodiazepine, ma l'introduzione di un antidepressivo e l'avvio ad una psicotera-pia hanno consentito di ottenere, dopo tre mesi di trattamento, un miglioramento dei sintomi depres-sivi ed una migliore accettazione dell'insonnia; ciò ha consentito la sospensione dello zolpidem.

Il caso di Luigi pone in rilievo l'importanza della diagnostica differenziale e del mo-nitoraggio dei sintomi; la tardiva diagnosi di *feocromocitoma* è probabilmente dovuta al fatto che tale neoplasia simula perfettamente disturbi fisici e mentali che si manife-stano generalmente in seguito a condizioni di stress [10].

Luigi era in aperta conflittualità con la moglie ed aveva problemi lavorativi, le crisi ipertensive venivano correlate allo stato d'ansia e la remissione del quadro cli-nico in seguito al trattamento medico confortava l'orientamento diagnostico di *sin-drome ansiosa*.

Nel corso degli anni non ha effettuato alcun controllo clinico, l'assunzione di ben-zodiazepine e di antipertensivi appariva sufficiente fino a quando, in seguito ad una cri-si ipertensiva di particolare gravità, gli fu riscontrata la neoplasia.

Oltre a porre interrogativi sulla natura della prima diagnosi, occorre riflettere sul-la mancata valutazione periodica della sintomatologia ansiosa e delle prescrizioni far-macologiche e sull'assenza di una valutazione del profilo di personalità.

La diagnosi di *sindrome ansiosa* – o più spesso *sindrome ansioso-depressiva* – ha per anni contribuito a creare un'etichetta valida per ogni circostanza, creando una serie di problematiche – come l'abuso di benzodiazepine – ancora oggi difficili da gestire.

Tale etichetta equivaleva a deresponsabilizzare il medico rispetto ad una più at-tenta valutazione del caso e a giustificare l'impossibilità di attuare interventi appro-priati proprio per la presenza di una nevrosi, ritenuta da sempre una condizione cli-nica cronica.

Con l'introduzione del DSM e del PDM l'approccio ai disturbi mentali è profon-damente cambiato e l'attenzione alla persona è diventata centrale, così come è stata va-lorizzata la diagnostica differenziale; secondo gli estensori del DSM la stessa espres-sione "disturbo mentale" può apparire fuorviante, in quanto richiama la dicotomia men-te-corpo [11].

Seguendo le indicazioni del DSM, dando la giusta rilevanza all'approccio multias-siale, occorre comprendere la soggettività del singolo caso clinico al fine di "indivi-dualizzare" il trattamento; il PDM aiuta a raggiungere tale obiettivo e a valorizzare la "natura della relazione terapeutica", elemento predittivo dell'*outcome*.

Ansia, stress e vita quotidiana

Nel descrivere le principali aree cliniche dei disturbi dello spettro ansioso-depressivo l'obiettivo si focalizzerà sui disturbi depressivi, ansiosi, sulla somatizzazione e sui disturbi secondari a traumi o a condizioni disadattive.

Quanto sia determinante il ruolo dell'ambiente nella patogenesi dei disturbi mentali non è facile da quantificare, ma sicuramente risulta importante; tuttavia lo sono ancora di più le caratteristiche di personalità dell'individuo, il suo modo di interagire con gli altri e con l'ambiente, la sua capacità di far fronte in termini proattivi alle vicende della vita.

Dal punto di vista clinico alcuni disturbi sembrano avere una marcata impronta biologica, altri sembrano più reattivi, secondari a ciò che accade nel mondo e all'individuo stesso; in ogni caso è sorprendente vedere come nella pratica qualsiasi considerazione possa essere smentita dall'osservazione clinica. La complessità delle possibili manifestazioni cliniche di determinati disturbi, la loro variabilità nel tempo, l'andamento stesso del quadro clinico non consentono, in generale, di formulare precise ipotesi sulla patogenesi e sulla prognosi di tali disturbi.

Alessandro ha 32 anni ed è sposato da circa due anni, si è licenziato da qualche mese in seguito alla comparsa di disturbi gastrointestinali associati a un elevato livello di ansia trattati, su consiglio del gastroenterologo, con levosulpiride e con lorazepam; ha eseguito tutta una serie di esami (gastroscopia, ECG, esami di laboratorio) che sono risultati negativi.

All'anamnesi non sono evidenziate patologie fisiche o psichiche, Alessandro ha sempre goduto di buona salute e ha svolto la sua attività lavorativa – lavora come camionista da circa 7 anni – senza particolari problemi.

La scelta di licenziarsi è stata conseguente all'insorgenza dei disturbi che lui ha attribuito, fin dal primo momento, alla natura stressante del lavoro, ritenendo che il suo organismo "oramai non sia più in grado di sopportare il lavoro notturno"; era infatti costretto, proprio per esigenze lavorative, a viaggiare dal lunedì al venerdì dalle venti di sera alle dieci circa del giorno successivo.

L'attuale quadro clinico è ingravescente, i disturbi si fanno sempre più invalidanti, aumentano le

L'approccio integrato ai disturbi mentali. Ferdinando Pellegrino © Springer-Verlag Italia 2011

3

preoccupazioni inerenti il suo stato di salute; da un lato vorrebbe andare alla ricerca di un nuovo posto di lavoro – e per l'abilità acquisita nella guida non avrebbe alcuna difficoltà in tal senso – ma ritiene di non poterlo fare poiché "non ha le forze per farlo". Neanche la nascita del primo figlio è stata vissuta bene, si sente inadeguato, ha sensi di colpa, acuiti anche dal fatto che la moglie lo sollecita a cercare un lavoro e a "non essere debole".

Alessandro, in attuale trattamento con amitriptilina, ha sviluppato un quadro ansioso-depressivo a prevalente espressività somatica con polarizzazione ipocondriaca che ha compromesso in modo rilevante il suo funzionamento globale; a un anno dall'inizio del trattamento il quadro complessivo è migliorato, ha trovato un nuovo lavoro con turnazioni meno gravose, ma la ricorrenza di episodi di riacutizzazione della sintomatologia lo rende meno affidabile in termini di performance lavorativa. Ciò è fonte di umiliazione e di sensi di colpa.

Non vi sono particolari situazioni conflittuali familiari o sociali, ha un buon carattere, anche se è diventato più irritabile del solito e ha preso a fumare oltre venti sigarette al giorno. Il padre soffre sin dall'età giovanile di disturbi analoghi per i quali ha continuamente assunto farmaci, consultato diversi specialisti e praticato anche ricoveri ospedalieri; ha una sorella più piccola, che ha sofferto di anoressia e che ora lavora come segretaria in un'azienda, e un fratello.

Nel ricostruire le complesse vicende della vita di un individuo, la sua storia e le sue relazioni significative, si comprende quanto sia difficile collegare gli eventi allo sviluppo di patologie psichiche; fattori biologici, psicologici, familiari, lavorativi e sociali si intrecciano inevitabilmente in modo dinamico e non sempre risultano di facile comprensibilità.

Lo stato di malattia di Alessandro ha una sua base biologica? È stato condizionato dalle relazioni familiari? Quanto le sue scelte sono mediate dalla sua insicurezza? Quanto la sua vulnerabilità condiziona il livello di resistenza allo stress? In che misura è stato condizionato dai disturbi del padre e della sorella? Si sente sostenuto dalla moglie? E quanto incide la nascita del figlio sul suo livello di ansia?

Per certi aspetti si sente mortificato e vive il rapporto con la moglie come umiliante (*doppia sofferenza*) in quanto si sente impotente a rispondere alle sue sollecitazioni e ha la consapevolezza di non essere in grado di gestire i problemi familiari [23].

In merito alla prognosi è difficile prevedere l'evoluzione del quadro clinico, vi è una scarsa capacità introspettiva, una limitata potenzialità cognitiva ed i farmaci per la tipologia del disturbo non presentano elevati tassi di efficacia.

Il rischio di una strutturazione cronica del disturbo è reale, si può assistere ad una variabilità della espressività clinica dai fenomeni fobici ed ossessivi fino a quadri depressivi ipocondriaci anche di particolare rilevanza clinica; l'ipocondria, in particolare, può essere pervasiva e condizionare per tutta la vita il funzionamento globale dell'individuo, come nel caso di Stefano, 65 anni, funzionario statale in pensione, che trascorre le sue giornate tra lo studio del proprio medico di famiglia, il pronto soccorso, la farmacia e vari specialisti.

Nel valutare i disturbi dello spettro ansioso-depressivo occorre quindi molta prudenza poiché essi possono presentarsi nello stesso individuo con una certa variabilità, possono essere episodici, pervasivi, relazionarsi o meno alle vicende della vita o essere espressione di un disagio soggettivo, spesso immaginario e difficile da comprendere; anche se generalmente il livello di funzionamento è accettabile, l'obiettivo del trattamento è quello di ridurre la sofferenza interiore, limitare l'espressività sintomatica del disagio e conservare o rafforzare la funzionalità individuale.

Dal punto di vista terapeutico la risposta al trattamento è condizionata dai fattori di personalità, dal quadro clinico e dal suo livello di gravità, dalla persistenza della sintomatologia e del disagio, da fattori contingenti familiari, lavorativi e sociali.

L'insorgenza di un disturbo d'ansia, episodico ed in rapporto ad un evento stressante, in un soggetto con un adeguato profilo di personalità, ha una prognosi migliore rispetto ad un quadro clinico che insorge in modo subdolo, apparentemente svincolato dagli eventi della vita e in un soggetto con peculiari tratti o disturbi di personalità che predispongono al disagio [24].

Nell'ambito dei disturbi dello spettro ansioso-depressivo è fondamentale lo studio delle caratteristiche di personalità del soggetto; limitarsi ad una diagnosi di superficie e alla prescrizione del farmaco, senza una profonda valutazione psicologica lo espone al rischio di cronicizzazione del disturbo e a un livello di maggiore gravità.

In alcuni casi i disturbi di personalità costituiscono l'asse portante del disturbo psichico; l'insorgenza, ad esempio, di un disturbo depressivo o ansioso in soggetti con disturbo di personalità depressivo o ansioso comporta tutta una serie di problematiche con cui il clinico deve sapersi confrontare.

Fabiola, 22 anni, studentessa universitaria, è in trattamento da circa due anni con un antidepressivo e un ansiolitico; la sua storia clinica è iniziata con un attacco di panico a cui ne sono seguiti altri fino al crearsi di una condizione clinica di ansia anticipatoria persistente con condotte di evitamento che negli ultimi mesi hanno notevolmente limitato la sua performance universitaria. Fabiola ha due sorelle e vive con la famiglia, non vengono evidenziate particolari situazioni problematiche o di conflittualità familiari ed affettive, l'anamnesi per patologie psichiatriche è negativa.

È fidanzata da circa quattro anni con Alessandro che in questo momento le sta molto vicino, accompagnandola a seguire i corsi universitari poiché lei sta evitando sistematicamente di muoversi da sola, sia con la macchina che con i mezzi pubblici. L'ultima volta che ha preso un autobus, ad un certo punto si è sentita male e ha chiesto all'autista di scendere per poi farsi andare a prendere dal padre. La terapia farmacologica ha sortito effetti positivi rispetto al quadro sintomatologico generale: da quando è in terapia le crisi si sono ridotte e sono più contenute rispetto al passato, l'assetto ansiogeno di base è più contenuto, meno evidente, mentre i limiti comportamentali derivanti dall'ansia sono diventati motivo di intensa sofferenza psicologica e di frustrazione oltre che di inibizione, con riduzione della capacità di prendere iniziative e di pensare a progetti futuri con serenità.

Dopo una prima valutazione Fabiola ha intrapreso una psicoterapia, si è provveduto a sospendere gradualmente l'ansiolitico mentre l'antidepressivo è stato sospeso a distanza di un anno e la psicoterapia si è protratta per altri due anni.

Allo stato attuale (follow-up dopo 4 anni dalla sospensione di ogni trattamento) Fabiola sta bene, si è laureata e ha deciso, in attesa di trovare un lavoro, di iscriversi a un secondo corso universitario; periodici episodi di riacutizzazione dei sintomi ansiosi, fino ad oggi, sono stati gestiti senza particolari problemi e senza l'ausilio di farmaci o medici.

L'assetto base della personalità – depressivo e/o ansioso – è determinante per la valutazione dell'efficacia del farmaco e della psicoterapia, poiché la presenza di un continuum sintomatologico tra l'espressività del disturbo di personalità e quella del disturbo psichico pone importanti interrogativi clinici a cui non è facile rispondere.

Esistono anche molte controversie di tipo nosografico:

- nel DSM il Disturbo Depressivo di Personalità (DDP) è stato incluso nei *Criteri e Assi utilizzabili per ulteriori studi* (Appendice B) e si sottolinea quanto sia controverso stabilire se sia utile distinguere tra DDP e Disturbo Distimico;
- l'ICD assimila il DPD alla distimia;
- nel PDM si rafforza invece la necessità di considerare rilevanti e autonomi i DDP;
- l'ICD codifica il Disturbo di Personalità Ansioso (di evitamento), il DSM, quello di Disturbo Evitante di Personalità e il PDM i Disturbi ansiosi di personalità che, come viene sottolineato, vengono "spesso diagnosticati come Disturbi d'Ansia Generalizzata" [19].

Nella pratica clinica, tuttavia, indipendentemente da questioni di ordine nosografico, occorre riflettere sull'opportunità di cogliere la reale dimensione del problema per le implicazioni terapeutiche e quelle relative agli esiti del trattamento.

La variabilità delle manifestazioni cliniche dell'ansia e della depressione suggerisce l'opportunità di formulare un piano terapeutico sostenuto da un'analisi profonda, laddove possibile, delle dinamiche psicologiche del paziente, soprattutto se giovane; occorre arrivare a definire un percorso terapeutico individualizzato, che copre un arco temporale sufficientemente lungo atto a cogliere, anche dopo la remissione del quadro clinico, eventuali segni precoci di disagio e utile a stabilizzare nel tempo i risultati conseguiti.

3.1 Il mal-essere del quotidiano e la depressione

Dal punto di vista dell'inquadramento diagnostico, la depressione viene collocata nel capitolo dei *disturbi dell'umore* (DSM-IV) o delle *sindromi affettive* (ICD-10) comprensivo di due poli opposti, la depressione e la mania, che rappresentano le variazioni, rispettivamente in negativo e in positivo, dell'umore (tabella 3.1).

In questo capitolo prenderemo in esame i quadri depressivi che si presentano come singoli episodi, come episodi ricorrenti o come quadri clinici persistenti.

La depressione può manifestarsi in qualunque momento della vita, con un'età media di esordio intorno ai 25 anni; tuttavia, alcuni dati recenti indicano che tale età si sta abbassando con la conseguente necessità di prestare maggiore attenzione all'insorgenza di quadri depressivi negli adolescenti che, spesso, si presentano con modalità atipiche.

I sintomi principali – costituenti il "nucleo psicopatologico" – per la formulazione della diagnosi di episodio depressivo sono:

- umore depresso;
- marcata diminuzione dell'interesse o del piacere per tutte, o quasi tutte, le attività;

Tabella 3.1 La nosografia della depressione

Sindromi affettive	
• Episodio maniacale	• Sindrome depressiva ricorrente
• Sindrome affettiva bipolare	• Sindromi affettive persistenti
• Episodio depressivo	• Altre sindromi affettive

Reazioni a gravi stress e sindromi da disadattamento
(nell'ambito delle sindromi fobiche, legate a stress e somatoformi)

• Reazione depressiva breve
• Reazione depressiva prolungata
• Reazione mista ansioso-depressiva

• diminuita energia o affaticabilità;
• modificazione dell'appetito, significativa perdita o aumento di peso;
• disturbi del sonno (insonnia o ipersonnia);
• agitazione o rallentamento psicomotorio;
• sentimenti di autosvalutazione o di colpa eccessivi o inappropriati;
• ridotta capacità di pensare o di concentrarsi, o indecisione;
• pensieri ricorrenti di morte, ideazione suicidaria;
• perdita di sicurezza o di autostima.

La quantità dei sintomi, la loro intensità e persistenza ed il grado di disabilità che essi comportano, consentono una differenziazione dei diversi livelli di gravità della depressione; in ogni caso, la sintomatologia, costante e oppressiva causa una compromissione significativa del funzionamento globale del soggetto in rapporto al livello di gravità del disturbo.

Dal punto di vista dell'evoluzione clinica, c'è da sottolineare che la depressione tende a ripresentarsi (*sindrome depressiva ricorrente*) o a evolvere verso quadri persistenti, come la *distimia*, che possono compromettere in modo stabile la qualità della vita del paziente e la sua funzionalità.

Per la codifica dell'episodio depressivo il DSM e l'ICD indicano la presenza di una soglia minima di sintomi che si sviluppano in una arco temporale definito, per il DSM di almeno due settimane; tuttavia, si tratta di indicazioni di massima che spesso non trovano conferma nella pratica clinica.

Molti quadri depressivi non raggiungo tale soglia e possono essere diagnosticati come disturbi depressivi NAS, Non altrimenti Specificati; questi disturbi – *sottosoglia* o *oligosintomatici* – sono di frequente riscontro e non devono essere sottostimati perché insidiosi e talvolta indicatori di un grado depressivo di particolare rilevanza clinica.

Una particolare attenzione deve essere rivolta ai sintomi generici e aspecifici (scarsa concentrazione, difficoltà inusuale ad affrontare i problemi quotidiani, stanchezza, irritabilità) in quanto possono trarre in inganno il clinico che può sottostimarli e pongono numerosi interrogativi in ordine alla diagnostica differenziale.

Altre forme di depressione si presentano in modo mascherato poiché c'è una certa difficoltà ad esprimere vissuti di disagio e di sofferenza, è quasi una sconfitta accorgersi di non farcela e di avere bisogno di aiuto, ci si sente inadeguati, increduli, sfiduciati.

Spesso la prima ed unica manifestazione clinica della depressione, come ha notato l'Organizzazione Mondiale della Sanità, è un sintomo fisico, un malessere generalizzato che può presentarsi sotto forma di astenia, stanchezza, cefalee, disturbi gastroenterici o altri disturbi fisici [25].

Anche in questi casi è fondamentale una valutazione delle condizioni fisiche del paziente; infatti, molte patologie organiche o l'uso di alcuni farmaci possono essere la causa di sintomi depressivi. Occorre anche una valutazione rispetto alla presenza di altri disturbi psicopatologici come l'ansia, poiché possono presentarsi in comorbilità e rendere più difficile la gestione del caso.

> Sandra si sentiva trascurata, aveva la sensazione di non meritare più la fiducia degli altri; in ambito lavorativo riteneva di non essere più efficiente e pensava che nessuno la rimproverasse per non umiliarla; anche gli amici più cari le sembravano estranei, non aveva più voglia di uscire, "nessuno ha più piacere di stare con me, nessuno mi vuole più".
> Nessuna rassicurazione riusciva a distoglierla da questi pensieri ed anche in famiglia il clima stava cambiando, iniziava a pensare che il marito non gradiva la sua cucina, di non essere più in grado di cucinare come una volta e di "stirare i pantaloni" come prima, si era convinta di "non essere più capace di fare qualcosa di buono".
> Sandra, 35 anni, non aveva mai sofferto di patologie psichiche, era solo in trattamento per una disfunzione tiroidea diagnosticata all'età di 20 anni.
> Una sera, dopo un banale litigio con il marito, ha tentato il suicidio in seguito al quale è stata ricoverata per circa un mese in una clinica neuropsichiatrica.

La presenza di quadri clinici di particolare gravità, di sintomi psicotici (deliri, allucinazioni), di un'anamnesi positiva per altri eventi psicopatologici (episodi maniacali, episodi depressivi ricorrenti e persistenti) necessita di un inquadramento diagnostico-terapeutico che tenga conto della complessità della situazione.

In ogni caso la valutazione del rischio suicidario deve essere sempre considerata e particolare attenzione va prestata in presenza di una familiarità per suicidio, di un'anamnesi positiva per pregressi tentativi di suicidio, di abuso di alcolici o altre sostanze, di un profilo di personalità caratterizzato da labilità emotiva, dipendenza affettiva e impulsività e laddove il sostegno familiare e sociale appare esiguo o inesistente.

Un'altra implicazione è rappresentata dalla possibile acquisizione da parte del depresso di comportamenti disfunzionali con risvolti individuali e sociali di particolare rilievo.

L'esperienza depressiva può manifestarsi con irritabilità familiare e lavorativa, bassa tolleranza alle frustrazioni, manifestazioni compulsive, come il gioco d'azzardo, aumento del consumo di alcolici o di farmaci.

Questi comportamenti possono assumere le caratteristiche di veri *equivalenti suicidari* nel senso che l'esperienza devastante della depressione, soprattutto quando manca una valida rete di supporto familiare e sociale, induce un senso di profonda angoscia che affievolisce in modo drammatico il senso di appartenenza e attaccamento al mondo; non è un caso che molti incidenti automobilistici possono essere causati da comportamenti autolesionistici (ad esempio, guida in stato di ebbrezza) se non, in molti casi, essere l'espressione diretta di una condotta suicidaria.

Così mascherato il suicidio infatti non fa paura, non comporta nessuna "condanna sociale" ed evita qualsiasi forma di stigma per i familiari.

Le complicanze comportamentali della depressione sono più frequenti in presenza di comorbilità con altri disturbi psichici (panico, disturbi d'ansia generalizzata, anoressia) o fisici, soprattutto se cronici ed invalidanti, e laddove ci si trova in presenza di peculiari tratti di personalità o di situazioni familiari o lavorative difficili e conflittuali.

Anche la mancata o parziale risposta al trattamento può alimentare comportamenti disfunzionali che appaiono sia come un maldestro tentativo autoterapeutico, sia come la manifestazione della rabbia causata dal protrarsi dei vissuti di impotenza e frustrazione rispetto alla sintomatologia depressiva; l'impegno clinico di sostegno a tali evenienze è notevole e non sempre di facile attuazione, così come appare particolarmente laborioso e dispendioso il lavoro di sostegno da parte dei familiari.

Se alcuni quadri depressivi, clinicamente diagnosticati, hanno risvolti comportamentali con ripercussioni a volte anche sensibili sulla qualità della vita dell'individuo, è anche vero che la presenza pervasiva di comportamenti disadattivi, di deresponsabilizzazione rispetto agli eventi della vita, può essere rappresentativa di una condizione di disagio psichico o indice di disturbo mentale.

Fino ad oggi è stata molto studiata la somatizzazione dell'esperienza ansiosa o depressiva, ma poco si conosce sull'equazione stile di vita/psicopatologia (*stile di vita depressivo o ansioso*).

Lo stile di vita in questi casi può rappresentare l'unico o il principale indicatore di una condizione morbosa, di un quadro psicopatologico che si manifesta in modo esclusivo o prevalente con sintomi comportamentali.

L'osservazione si concentra su quei soggetti in cui vi è una completa apatia nei confronti di ogni progetto esistenziale, con una pessima qualità di vita ed una scarsa autostima e che manifestano comportamenti che minacciano la propria integrità psicofisica. Vi è in essi una mancanza di consapevolezza rispetto al proprio ruolo, rispetto al riconoscimento di bisogni profondi, una notevole difficoltà (o incapacità) di entrare in contatto con il proprio mondo interiore (*alexitimia*).

Caratteristiche del genere le ritroviamo nella tossicodipendenza, nel *gambling*, nel tabagismo, ma anche nei comuni comportamenti della vita quotidiana (sovraccarico lavorativo non motivato, irritabilità, iperalimentazione).

Il comportamento alexitimico appare il paradigma centrale nell'affrontare queste problematiche alla base dello *stile di vita depressivo* o *ansioso* e la chiave di volta per l'accesso al mondo delle emozioni e per la comprensione delle dinamiche psicologiche fonti del *mal-essere* esistenziale:
• gli alexitimici mancano di quella abilità fondamentale dell'intelligenza emotiva che è l'autoconsapevolezza;
• mancano di quella capacità di riconoscere che emozione stanno provando nel momento stesso in cui ne sono pervasi;
• presentano una condizione di analfabetismo emozionale.

Alexitimia vuol dire "mancanza di parole nell'esprimere le emozioni"; l'impasse corrisponde all'impossibilità dei pazienti di esprimere i loro problemi e i loro

3

fantasmi. I loro corpi diventano il solo mezzo per proiettare fuori dalla propria sfera psichica ciò che li tormenta. Essi tendono a descrivere volentieri, e in modo stereotipato, ciò che sentono nel proprio corpo, ma restano strettamente legati a queste realtà e nascondono i sentimenti dietro questa facciata somatica.

La mancanza di fiducia e di speranza di questi malati e la sofferenza che ne deriva corrispondono al pensiero operativo descritto dalla scuola parigina di P. Marty e M. De M'Uzan: tutto il loro interesse sembra indirizzarsi alla sola realtà concreta e il loro esame sul piano psicoanalitico mostra una povertà di vita fantasmatica accanto all'incapacità di trovare parole appropriate per descrivere i propri sentimenti.

Questa prospettiva dà un senso nuovo al concetto di alexitimia, vista non più come fattore individuale ma legato ad una relazione emozionale.

Se è vero che "è impossibile non comunicare", anche il silenzio assume il valore di messaggio emotivo interpersonale; accanto al silenzio il sintomo e tutto ciò che non è verbale, come gesti e comportamenti (linguaggio meta-verbale), può essere comunicazione di gioia e felicità, ma anche di disagio e sofferenza, come più volte si osserva nella pratica clinica.

La presenza di tratti alexitimici rende particolarmente difficile qualsiasi relazione – con se stessi, con gli altri, ad ogni livello – e predispone l'individuo alla somatizzazione e allo sviluppo di malattie psichiche e fisiche [26].

L'alexitimico, privo di quelle risonanze affettive nei confronti degli eventi della vita, è un soggetto a rischio il cui impatto con alcuni aspetti della nostra società sembra dare spazio a nuovi ed inesplorati percorsi psicopatologici [27].

In ambito clinico l'incontro con un paziente alexitimico è particolarmente difficile in quanto l'assenza di introspezione, l'indeterminatezza nella descrizione del proprio stato psicofisico, la sottostima e la negazione del proprio problema, la mancanza di fiducia in tutti, la presenza di rabbia e aggressività sono fattori che condizionano in modo determinante il rapporto medico-paziente.

Il mancato riconoscimento della propria sofferenza psicologica – alexitimia – rappresenta quindi un importante fattore di rischio per lo sviluppo di quadri psicopatologici, come l'ansia e la depressione, difficili da diagnosticare e trattare.

Può accadere, come nel caso di Sergio, che all'improvviso la sofferenza psicologica emerga dando luogo a quadri clinici difficili da gestire:

"Ho 54 anni, sono medico e lavoro in oncologia pediatrica; da sei mesi mi trovo in aspettativa per motivi personali. Ho preso questa soffertissima decisione perché non ero più in grado di gestire la sofferenza che mi procurava il mio lavoro (in precedenza molto amato); ho lavorato ininterrottamente per 28 anni dedicandomi al lavoro anima e corpo senza accorgermi di essermi prosciugato di ogni risorsa. Ho sempre pensato che fare del bene potesse essere sufficiente a sostenere gli intensi ritmi lavorativi e la sofferenza psicologica derivante dal lavorare con bambini malati... Non potevo immaginare di ritrovarmi a vivere una profonda depressione".

Sergio ha intrapreso da due mesi un trattamento antidepressivo e psicoterapeutico con l'obiettivo di ottenere una remissione del quadro depressivo e di comprendere le motivazioni di questa sofferenza.

L'analisi della sua vita ha fatto emergere una totale dedizione al proprio lavoro non supportata da equilibrio e coerenza psicologica; il suo desiderio affannoso di essere di aiuto agli altri appariva come un tentativo di espiazione di propri sensi di colpa, un dover essere attivo per "meritarsi la stima degli altri" e per non sentirsi solo [28, 29].

Sentendosi indispensabile evitava di riflettere su se stesso, di entrare in contatto con il proprio malessere, nonostante il suo comportamento tradisse uno stato di disagio.

Oltre a fumare molto e ad abusare periodicamente di alcolici, Sergio aveva iniziato da alcuni anni a frequentare locali notturni per cercare esperienze sessuali inusuali; solo così riusciva ad avere una parvenza di vita sessuale, infatti già da molto tempo non aveva più rapporti coniugali. I continui litigi familiari, lo stato di tensione persistente e gli impegni lavorativi probabilmente erano alla base della diminuzione del desiderio sessuale che lui aveva imparato a "superare" con la frequentazione di prostitute e transessuali.

Per anni Sergio ha vissuto senza essere in grado di riconoscere la propria sofferenza, fino ad arrivare a un punto di rottura in cui è emersa tutta la sua angoscia esistenziale, il nucleo depressivo che solo ora inizia a riconoscere e che lo ha indotto ad allontanarsi dal lavoro.

A metterlo in crisi è stata la recente perdita del padre, morto per neoplasia polmonare dopo un lungo periodo di malattia; evidentemente è stata l'occasione che gli ha fatto assottigliare le difese alexitimiche ed emergere tutta la sua angoscia rispetto ai propri sentimenti di inadeguatezza e inferiorità, di scarsa autostima, di sensi di colpa e di inefficacia che non ha mai saputo cogliere e gestire.

I comportamenti disfunzionali possono quindi avere come fondamento una condizione di disagio psicologico di cui non si è consapevoli a causa della presenza di alcune caratteristiche di personalità come l'alexitimia.

L'ansia e la depressione nascono da emozioni vitali – difensive e proattive – che si sono trasformate in un *boomerang* per l'individuo compromettendone la funzionalità [30].

Essere preoccupati per qualcuno o per qualcosa, o per sé stessi, significa attivarsi – andare in ansia – per scongiurare potenziali pericoli ed evitare conseguenze spiacevoli; temere la "perdita" di un bene prezioso incute tristezza, sensazioni di vuoto, demoralizzazione ma, al tempo stesso, induce l'uomo a mettere in atto misure protettive, di cura, di affetto.

Qualsiasi emozione ha una valenza vitale sia a livello personale che sociale [31, 32], molti disturbi psichici nascono da una mancanza di consapevolezza delle proprie risorse emotive e cognitive [33], il recupero di queste dimensioni in ambito clinico consente un lavoro più agevole nella conoscenza delle motivazioni alla base dei disturbi psichici.

Su invito del medico competente Alessia ha eseguito una visita psichiatrica che ha evidenziato la presenza di un quadro depressivo con indicazione di specifica terapia farmacologica. Alessia coordina un gruppo di fisioterapisti in un centro medico, ha 45 anni, è sposata, ha tre figli e ha sempre goduto di buona salute fino a quando lo scorso anno, per i traumi riportati alla spalla destra in seguito ad un incidente automobilistico, ha dovuto subire tre interventi chirurgici.

Il periodo di convalescenza, complicato anche dall'insorgenza di una broncopolmonite e del diabete, si è protratto per circa otto mesi, ma al suo rientro in servizio, non potendo garantire l'efficacia e la continuità che assicurava prima della malattia, ha suscitato momenti di tensione che hanno indotto il suo responsabile a richiedere una valutazione di idoneità al servizio.

Alessia, pur comprendendo le esigenze del servizio e pur consapevole di essere ancora in condizioni di salute precaria, si sarebbe aspettata una maggiore comprensione da parte dei colleghi di lavoro; in realtà non ha consapevolezza della presenza di un quadro depressivo di media gravità che lei sta cercando di fronteggiare con tutte le proprie forze. Minimizza i sintomi presenti e giustifica l'insonnia, l'aumento di peso e di appetito, la scarsa capacità di concentrazione e la depressione del tono dell'umore con l'allontanamento dal lavoro.

È convinta che ritornando a lavorare e a "rendersi utile" la sua tensione nervosa e le "sue ansie" si allentino, mentre in realtà va ad innescare un circolo vizioso che alimenta il quadro depressivo; alla base di tale depressione vi è la mancata accettazione di una condizione di disabilità (*perdita del benessere*) che sembra prefigurare in lei una sensazione di impotenza e preoccupazione rispetto al suo futuro professionale.

La sintomatologia depressiva la porta ad interpretare il comportamento dei colleghi come ostile, come un tentativo di metterla da parte "per fare spazio ad altri", perché "non è più in grado di coordinare il lavoro".

In pratica la sua interpretazione della realtà dei fatti è offuscata dalla depressione in quanto la preoccupazione principale dei suoi colleghi – condivisa peraltro dal marito – riguarda proprio il suo stato di salute e la necessità di un periodo di ulteriore riposo per consentirle un ritorno al lavoro in condizioni ottimali.

La diagnosi di depressione ha quindi importanti implicazioni, sia cliniche che terapeutiche, ma pone anche tutta una serie di problematiche relative alla sicurezza nel mondo del lavoro poiché alcuni sintomi possono facilitare l'occorrenza di infortuni lavorativi o di errori professionali.

Lo sviluppo di quadri depressivi conseguenti all'insorgenza di patologie fisiche è molto frequente; alcune patologie, come l'infarto cardiaco o l'ictus cerebrale, tipicamente possono dar luogo a sintomatologia depressiva; in realtà occorre prestare attenzione a tutte le malattie fisiche sia nella fase diagnostica che terapeutica.

La possibilità che un individuo reagisca psicologicamente in modo abnorme a una malattia è ampiamente nota in letteratura e l'incidenza elevata dei suicidi in ospedale generale ha indotto il Ministero della Salute a emanare nel 2008 delle specifiche linee guida [34].

Una particolare attenzione deve essere rivolta ai quadri depressivi del post-partum che possono spesso insorgere in modo subdolo ma pervasivo, non essere diagnosticati e, quindi, non trattati precocemente e con appropriatezza.

3.2   Il panico e l'ansia generalizzata

L'ansia è parte integrante dell'esistenza e i suoi effetti positivi e negativi incidono in vario modo sul benessere dell'uomo; lo stato di allerta indotto dall'ansia è conseguente ad uno stato di apprensione o preoccupazione che se da un lato serve ad allontanare una minaccia, a reagire nei confronti di qualcosa a scopo difensivo, dall'altro aiuta l'individuo ad esprimere il meglio di sé anche nelle situazioni difficili.

L'ansia è paura, ma anche desiderio e curiosità, è allarme, ma anche attenzione e motivazione, è propensione verso interessi nuovi ed è ricerca di innovazione; diventa patologia quando supera un certo livello soglia (*la soglia dell'ansia*), quando compromette la funzionalità globale dell'individuo e lo inibisce nelle attività usuali. L'ansia così può diventare paralizzante, inibente, fonte di angoscia e sofferenza, arrivando a determinare un'iperattivazione psicofisiologica (*iperarousal*) che pone l'individuo in un'area di rischio psicosomatico.

Nella pratica clinica le manifestazioni dell'ansia sono molteplici, assumono caratteristiche sintomatologiche diverse e richiedono approcci terapeutici differenziati; la nosografia dei disturbi d'ansia è pertanto particolarmente ricca di categorie diagnostiche che aiutano il clinico a comprendere le diverse sfaccettature delle manifestazioni ansiose (tabella 3.2).

Tabella 3.2 I disturbi d'ansia secondo il DSM-IV

• disturbo di panico senza agorafobia	• disturbo post-traumatico da stress
• disturbo di panico con agorafobia	• disturbo acuto da stress
• agorafobia senza anamnesi di disturbo di panico	• disturbo d'ansia generalizzato
• fobia specifica	• disturbo d'ansia dovuto a patologie fisiche o all'uso di sostanze
• fobia sociale	• disturbo d'ansia NAS
• disturbo ossessivo-compulsivo	

Nel ripercorrere l'esperienza clinica, attraverso la somministrazione di una scala dell'ansia elaborata ad hoc, gli item maggiormente ricorrenti per frequenza sono:
• penso che possa succedere qualcosa di spiacevole a me o a qualche mio familiare, sono preoccupato per il futuro
• mi considero un soggetto apprensivo, che si preoccupa facilmente per cose di scarsa importanza
• mi capita di sentirmi interiormente teso, nervoso, di non riuscire a rilassarmi
• mi capita di sentirmi veramente "distrutto", "esaurito" delle mie energie
• avverto una sensazione di malessere interno, di inquietudine
• provo sensazioni di disagio, mi sento irrequieto e non riesco a concentrarmi
• l'ansia mi impedisce di essere attivo, produttivo, di prendere iniziative
• mi sento in preda al panico, ma non so cosa fare.

Uno stato d'ansia si caratterizza sostanzialmente per la presenza di una condizione di *apprensione più o meno cronica con episodi di ansia acuta* ovvero attraverso manifestazioni di *attacchi di panico* che occorrono all'improvviso e spesso in pieno benessere.

Nei **Disturbi d'Ansia**, tuttavia, i sintomi dello spettro ansioso assumono caratteristiche di entità cliniche distinte, ciascuna delle quali con una storia evolutiva indipendente e con precise caratterizzazioni diagnostiche.

Si tratta di quadri clinici ben definiti pur nella molteplicità delle loro manifestazioni, che assumono una particolare rilevanza per il loro carattere invalidante e per la tendenza a cronicizzare; essi richiedono una diagnosi accurata e trattamenti specifici.

È bene precisare che l'ansia non sempre si associa ad eventi negativi o a traumi; essa può insorgere anche quando i livelli di ansia sono più elevati per la necessità di fronteggiare situazioni di responsabilità (come il matrimonio o la promozione sul lavoro) che richiedono un maggiore impegno personale.

Il **Disturbo di Panico** (DP) o *ansia episodica parossistica* è uno dei principali disturbi dello spettro ansioso ed è caratterizzato dalla ricorrenza di **attacchi di panico** definiti dal DSM-IV come "un periodo preciso di intensa paura durante il quale quattro (o più) dei seguenti sintomi si sviluppano improvvisamente e raggiungono il picco nel giro di 10 minuti":
- palpitazioni o tachicardia;
- sudorazione;
- tremori fini o a grandi scosse;
- dispnea o sensazione di soffocamento;
- sensazione di asfissia;
- dolore o fastidio al petto;
- nausea o disturbi addominali;
- sensazione di sbandamento, instabilità, testa leggera o svenimento;
- derealizzazione (sensazione di irrealtà) o depersonalizzazione (essere distaccati da se stessi);
- paura di perdere il controllo o di impazzire;
- paura di morire;
- parestesie (sensazioni di torpore o di formicolio);
- brividi o vampate di calore.

L'attacco di panico di solito insorge all'improvviso, a ciel sereno, non associato a situazioni particolari o specifiche, provocando una sensazione di grande smarrimento e paura; il paziente crede di avere un infarto cardiaco o un ictus cerebrale, si sente impazzire ed avverte una penosa sensazione di impotenza rispetto a ciò che gli sta accadendo; ciò acuisce ulteriormente la sintomatologia ansiosa e determina un impellente desiderio di lasciare il luogo in cui si trova per cercare un aiuto medico.

È quindi frequente il ricorso al pronto soccorso degli ospedali o al medico curante per essere sottoposto alle indagini che servono per una definizione diagnostica, con alti costi per il sistema sanitario.

Il DP è un disturbo che pur essendo tendenzialmente cronico e invalidante, viene spesso sottostimato, non riconosciuto e non trattato adeguatamente in quanto tende, almeno nelle fasi iniziali, a contenersi in un breve periodo di tempo rendendo possibile una completa remissione del quadro clinico.

Per ciò che concerne la prevalenza del DP, essa è compresa tra l'1% e il 2% della popolazione generale in un anno e con un esordio che si colloca tipicamente tra la tarda adolescenza e i 35 anni; è interessante notare come il DP possa insorgere anche durante il sonno o nel contesto di situazioni traumatiche come un incidente o la morte di una persona cara.

Il DP colpisce con maggiore frequenza le donne e tende a stabilizzarsi nel tempo, con episodi di riacutizzazione periodica; tuttavia l'evoluzione del DP è varia e può presentare alcune caratteristiche che ne complicano il quadro clinico.

Il soggetto può imparare ad "anticiparsi" le crisi pensando e immaginando situazioni di potenziale pericolo (*ansia anticipatoria*), a evitare di frequentare luoghi o situazioni ritenute a rischio (*condotte di evitamento*), può iniziare ad avere una preoccupazione sempre più pervasiva rispetto al proprio stato di salute (*polarizzazione ipocondriaca*), può sviluppare disturbi dell'umore anche di particolare rilevanza clinica.

Il **Disturbo d'Ansia Generalizzato** (GAD) si presenta invece come un quadro clinico caratterizzato da uno stato di *ansia e preoccupazione eccessive (attesa apprensiva), che si manifestano per la maggior parte del tempo, per almeno 6 mesi, nei riguardi di eventi o attività* anche ordinari.

A questo stato di allarme sono associati sintomi (ne sono previsti almeno tre) come:
• irrequietezza;
• facile affaticabilità;
• difficoltà a concentrarsi o vuoti di memoria;
• irritabilità;
• tensione muscolare, dolorabilità muscolare, contratture;
• alterazioni del sonno.

Essi possono essere variamente presenti e di diversa intensità. In molti casi sono presenti anche altri sintomi come bocca asciutta, sudorazione, disturbi gastroenterici, sensazioni di freddo, di "nodo alla gola", mani appiccicose, pollachiuria.

Dal punto di vista psicopatologico il paziente presenta due caratteristiche principali:
• una preoccupazione costante che pervade il suo pensiero e lo pone in una condizione di profonda angoscia (*non riesco a pensare ad altro, sono terrorizzato, penso che possa succedermi qualcosa*); tale preoccupazione appare francamente eccessiva rispetto alla reale probabilità che si verifichi l'evento temuto;
• l'impossibilità di *gestire mentalmente* questa preoccupazione e di averne un seppur minimo controllo (*ho paura di impazzire, non riesco a stare tranquillo*).

Il GAD è una condizione comune ed è più frequente nelle donne (2:1); la prevalenza in un anno varia dal 3 all'8% e la prevalenza nel corso della vita è del 5%.

Si ritiene tuttavia che il disturbo sia più frequente di quanto rilevato finora, sia perché non ancora ben studiato, sia per la presenza di molti quadri clinici *oligosintomatici, subsindromici* o *sottosoglia* (**Disturbo d'Ansia NAS**, Non Altrimenti Specificato).

Dal punto di vista clinico è importante, inoltre, sottolineare che solo una piccola percentuale di pazienti si rivolge allo psichiatra, molti vanno dal medico di famiglia, dall'internista, dal cardiologo o dal gastroenterologo alla ricerca di un trattamento per la componente somatica del disturbo.

Il GAD si presenta spesso associato – in oltre il 50% dei casi – ad altri disturbi psichici, come la depressione, e presenta un decorso tendenzialmente cronico, anche se fluttuante, con periodi di buon compenso clinico; è particolarmente sensibile ai periodi di stress o di sovraccarico emozionale, anche nei confronti di eventi positivi, come la nascita di un figlio o l'acquisto di una nuova casa.

L'età di esordio del GAD è variabile, generalmente i pazienti arrivano all'attenzione dello specialista intorno ai 20 anni, ma riferiscono di "essere stati sempre ansiosi, emotivi" e ricordano "episodi di ansia" nell'infanzia e nell'adolescenza.

Il disturbo tende alla cronicizzazione, a compromettere stabilmente la funzionalità globale del soggetto e a favorire l'instaurarsi di una dipendenza da farmaci o da alcol.

Giuseppe non è più la stessa persona da quando una sera al ristorante si è sentito male, un malore improvviso, comparso in modo inaspettato mentre stava festeggiando il compleanno di un amico; trasportato in ospedale gli furono praticati un ECG e delle indagini di laboratorio, fu trattato con una benzodiazepina intramuscolo e dimesso con la diagnosi di "crisi d'ansia".

A quel primo episodio ne sono seguiti altri, a cadenza quasi mensile e nel corso di un anno Giuseppe ha ridotto considerevolmente i rapporti sociali, limitandosi ad andare all'università (frequenta il secondo anno di giurisprudenza) e a frequentare una palestra; con la ragazza va bene, condividono molte ansie e si rafforzano a vicenda nel limitare le interazioni sociali. Lei ha assunto un atteggiamento protettivo, materno che non aiuta Giuseppe ad uscire da una situazione di stasi, di paralisi che oramai sta diventando insostenibile.

L'anamnesi familiare è negativa, i genitori godono entrambi di buona salute e non vengono evidenziate situazioni di particolare conflittualità; il rendimento universitario di Giuseppe riesce ad essere soddisfacente, anche se "lo sforzo per mantenere il livello di attenzione" e di continuità nello studio è notevole e non sempre facile da gestire.

Cristina invece studia psicologia, è al terzo anno e si reca tutti i giorni all'università; è una ragazza vivace, intelligente, studia molto e con un buon profitto, ha la media del trenta, vive con i nonni e con la madre, il padre è morto alcuni anni fa in un incidente automobilistico, lei aveva sedici anni.

Da alcuni anni soffre di disturbi ansiosi, sia sotto forma di crisi di panico che di ansia generalizzata, che hanno radicalmente modificato il suo stile di vita, "obbligandola" ad attuare alcune strategie comportamentali per contenere la sensazione di sofferenza e disagio.

Quando viaggia, ad esempio, in autobus si siede d'avanti ed in più occasioni scende prima del dovuto per poi riprendere il viaggio con la corriera successiva. Al ristorante sceglie il tavolo più vicino alla porta d'ingresso, oppure quando va al cinema riesce a stare tranquilla solo se trova posto vicino alle uscite di sicurezza.

Le capita infatti di avere in alcune circostanze o situazioni, la sensazione che stia per succederle qualcosa di spiacevole, per cui cerca il modo di "attuare delle strategie di difesa" in modo da sentirsi più sicura e tranquilla.

In tali condizioni riesce tuttavia a studiare e ad avere una vita "apparentemente normale"; mette in atto le sue "contromisure" con discrezione, ma con grande sofferenza interiore, si sente "a pezzi", prigioniera delle "proprie assurdità".

Giacomo è stato assunto lo scorso anno in una importante agenzia di comunicazione, il suo compito è di elaborare e presentare progetti ad aziende interessate a campagne pubblicitarie nel medio e lungo termine. All'inizio il lavoro era vissuto con entusiasmo, si sentiva motivato e soddisfatto di essere entrato in un'azienda leader del mercato. In passato aveva lavorato con agenzie piccole e con contratti a termine, riuscendo comunque a farsi una buona esperienza.

Da qualche mese Giacomo sta vivendo una situazione paradossale: gli capita, prima di parlare in pubblico, di avvertire una strana sensazione di inquietudine interiore, di "paura" che gli possa succedere qualcosa; tutto è iniziato quando, nel corso di una presentazione, gli furono fatte delle contestazioni a cui lui tuttavia seppe rispondere con prontezza ed essere esaustivo.

Da allora ha però sviluppato una condizione di ansia persistente che si accentua (*ansia anticipatoria*) prima di ogni conferenza con palpitazioni, sensazioni di secchezza delle fauci, difficoltà a concentrarsi e bisogno impellente di urinare.

L'anamnesi familiare di Giacomo è negativa; lui invece a dieci anni, in seguito a frattura del femore per caduta accidentale, fu sottoposto a diversi interventi chirurgici e terapie riabilitative che furono, per un lungo periodo di tempo, motivo di sofferenza e preoccupazione.

L'apparente normalità dei soggetti con disturbi dello spettro ansioso contrasta con l'elevato grado di sofferenza interiore, con le condotte di evitamento messe in atto a scopo difensivo e con lo stato di persistente allarme psicofisico; a ciò si aggiungono possibili vissuti di mortificazione o di sensi di colpa per i limiti funzionali legati al disagio psichico.

Ci si sente mortificati perché non compresi dai propri familiari (*Non hai niente, perché ti comporti così?*) o per non essere in grado di assolvere a compiti ordinari (*Da sola non riesco più ad accompagnare mio figlio a scuola, ho bisogno che qualcuno mi faccia compagnia*). Nella realtà clinica il GAD e il DAP sono spesso in comorbilità e molte volte è difficile separarli poiché appaiono come espressione di un unico substrato psicopatologico.

L'alta incidenza di comorbilità dei disturbi d'ansia con la depressione deve inoltre indurre il clinico ad un'attenta valutazione dell'umore del paziente; infatti, la presenza di un quadro depressivo comporta una maggiore problematicità nella pianificazione del trattamento terapeutico con un impatto negativo sulla prognosi e sulla qualità della vita del paziente.

Molto spesso l'ansia si accompagna ad una condizione di *demoralizzazione*, di scoraggiamento rispetto alla propria sofferenza interiore e alla mancanza di fiducia nella prospettiva futura di guarigione; tale condizione va differenziata in termini clinici dai quadri depressivi perché in relazione al disagio psicologico indotto dal disturbo d'ansia.

Un'altra caratteristica importante da tenere in considerazione è la possibilità che i disturbi d'ansia possano presentarsi nel tempo con manifestazioni cliniche diverse, ad esempio con sintomi ossessivi-compulsivi o con fobie, con ipocondria o quadri clinici a prevalente espressività somatica.

Tale variabilità ha indotto diversi studiosi ad ipotizzare come alla base dei disturbi dello spettro ansioso ci possa essere uno specifico disturbo di personalità che giustificherebbe la variabilità sintomatica dell'ansia [35].

In ogni caso la struttura di personalità è un elemento da prendere sempre in considerazione poiché la presenza di una condizione di vulnerabilità – caratterizzata da bassa tolleranza alle frustrazioni, dalla presenza di tratti ossessivi o di dipendenza dalle figure genitoriali, da una scarsa autostima e insicurezza o dalla presenza di una marcata estroversione e labilità emotiva –, favorisce l'insorgenza e la cronicizzazione dei disturbi dello spettro ansioso.

3.3 La somatizzazione

La somatizzazione è un'esperienza complessa che condensa, nell'attualità in cui si manifesta, la storia di una persona e il suo livello di maturazione psicologica; è un processo mediante il quale l'individuo esprime il proprio disagio esistenziale attraverso il corpo e riflette, in molte occasioni, un modo di essere, di funzionare, di vivere correndo a una velocità eccessiva, non proporzionata alle proprie capacità.

Recenti indagini, condotte presso gli ambulatori di medicina generale e presso reparti ospedalieri, hanno evidenziato come l'alta incidenza di sintomi funzionali comporti un impegno notevole in termini di diagnostica differenziale; a ciò si aggiunge la peculiare difficoltà di gestione terapeutica, l'elevata associazione di disabilità e di riduzione della capacità lavorativa e della qualità della vita di questi pazienti.

Dal punto di vista nosografico, i disturbi correlati allo spettro della somatizzazione trovano una diversa collocazione risultando aspecifici, ubiquitari e di frequente osservazione.

Possono essere riconosciuti come **Disturbi Somatoformi**, categoria diagnostica del DSM-IV ampiamente rappresentata dal Disturbo di Somatizzazione e dal Disturbo Somatoforme Indifferenziato, o essere presenti nel contesto di altri disturbi psichiatrici, come i Disturbi d'Ansia o dell'Umore.

La caratteristica fondamentale della somatizzazione è la presenza di sintomi fisici (tabella 3.3) che possono variare ampiamente nel tempo e in rapporto a fattori culturali, inoltre possono essere singoli o multipli; essi si accompagnano frequentemente a disturbi ansiosi e depressivi.

Dal punto di vista diagnostico questa categoria è caratterizzata da:
• sintomi fisici senza una spiegazione organica
• frequenti visite mediche nonostante l'esisto negativo delle indagini diagnostiche [25].

L'esperienza della somatizzazione può rappresentare l'espressione più ricorrente del disagio psichico e va correlata all'intensità dell'attivazione fisiologica e comportamentale dell'organismo (*iperarousal*) in risposta agli eventi della vita.

In molti casi il sintomo fisico è l'unica o prevalente manifestazione sintomatologica e rappresenta il "sintomo offerto", la richiesta d'aiuto che il paziente rivolge al proprio medico dal quale si aspetta una risposta efficace, una lettura del sintomo che lo aiuti ad esprimere ed elaborare il proprio disagio.

La maggior parte dei pazienti che somatizzano presentano caratteristiche di personalità alexitimiche che possono riflettersi a livello interpersonale in una mancanza di empatia che, sul piano clinico, si traduce in una difficoltà del medico ad entrare in relazione con il paziente e con il suo mondo emotivo; l'approccio psicologico alla somatizzazione è reso particolarmente difficile quando essa rappresenta la manifestazione clinica prevalente.

Occorre dare il giusto valore all'espressione somatica del sintomo ed evitare qualsiasi riferimento a possibili cause psicologiche, infatti, il paziente potrebbe sentirsi non compreso ed indotto a consultare altri medici.

La somatizzazione è ubiquitaria e molto diffusa; pur manifestandosi con diver-

Tabella 3.3 Disturbo di Somatizzazione

• **Sintomi gastrointestinali**	• **Sintomi cutanei e dolori**
dolori addominali	dolori agli arti, alle articolazioni
nausea	formicolii
sensazione di gonfiore o di essere pieno di gas	cefalea
	dolori alla schiena, al torace
• **Sintomi cardio-vascolari**	
sensazioni di mancanza d'aria a riposo	• **Sintomi pseudoneurologici**
dolori toracici	difficoltà a deglutire o nodo alla gola
palpitazioni	paralisi o ipostenia localizzate
	perdita della sensibilità tattile o dolorifica
• **Sintomi genito-urinari**	
disuria o frequente minzione notturna	
sensazioni spiacevoli ai genitali	
disfunzioni dell'erezione o dell'eiaculazione	

La presenza di una diversità di elencazione dei sintomi indicativi del Disturbo di Somatizzazione fra il DSM-IV e l'ICD-10 riconduce al concetto che qualsiasi sintomo fisico può essere espressione di un disagio emotivo.

se modalità in rapporto al contesto socio-culturale, costituisce un vero problema sociale, è difficile da diagnosticare e da trattare ed è responsabile di un "alto utilizzo" del sistema sanitario [8].

Gli "alti utilizzatori" rappresentano, infatti, il 5-10% della popolazione generale e sono responsabili del 20-40% delle prestazioni sanitarie erogate; sono assidui frequentatori degli studi di medicina generale, non si sentono rassicurati dai consigli del medico, consultano più medici contemporaneamente, chiedono di sottoporsi a numerose visite e svariate indagini clinico-strumentali.

L'apparato gastroenterico, in particolare con la *sindrome del colon irritabile*, è quello più colpito dai processi di somatizzazione, arrivando fino al 15% dei casi osservati in medicina generale: dolore diffuso, alternanza di stipsi e diarrea, "ventre gonfio", digestione lenta, bruciore allo stomaco sono i sintomi di maggiore riscontro; essi sono variabili, si manifestano periodicamente, ovvero in rapporto ad eventi o situazioni stressanti, fino a diventare, in molti soggetti, persistenti ed invalidanti per l'instaurarsi di un circolo vizioso difficile da spezzare.

Anche l'apparato cardiovascolare è frequentemente oggetto di processi di somatizzazioni, più in generale è possibile affermare che nessun apparato o organo ne risulta esente.

Alcuni pattern sintomatologici sembrano dar luogo a quadri clinici di frequente riscontro nella pratica clinica come la *sindrome da stanchezza cronica* la cui caratterizzata fondamentalmente è la presenza di una stanchezza invalidante, persistente e inspiegabile, che si presenta in maniera spontanea ("essere stanchi senza motivo") o dopo sforzi anche minimi; ad essa si accompagnano spesso altri disturbi aspecifici quali cefalea, mialgia, artralgia, deficit di concentrazione, disturbi del sonno ("sonno non ristoratore"), stanchezza post-esercizio.

Altrettanto fastidiosa è la *fibromialgia*, una sindrome caratterizzata da dolore

diffuso, non articolare, che coinvolge prevalentemente l'apparato muscoloschele-
trico ("aver dolore dalla testa ai piedi"); è la causa più frequente di dolore muscolare cronico nella popolazione generale e si associa spesso a stanchezza persistente, a rigidità generalizzata e ad altri disturbi funzionali (palpitazioni, tremore).

Ai fini diagnostici è molto importante la peculiare attenzione alla diagnosi
differenziale, considerando che la somatizzazione, come qualsiasi disturbo mentale, rimane una diagnosi di esclusione, ovvero da prendere in considerazione
solo dopo aver escluso la presenza di una patologia organica, e che la sintomatologia può essere secondaria all'uso di sostanze d'abuso (come l'alcol) o medicamentose [36].

Tale regola vale anche per quei pazienti che comunemente vengono etichettati
come "nevrotici" o "vecchie conoscenze", quei pazienti cioè noti per la loro propensione alla somatizzazione; può infatti verificarsi l'insorgenza di processi organici, talvolta insidiosi, che vengono sottostimati, come nel caso di Alessandro, che da anni
soffriva di una sindrome vertiginosa senza che gli venisse diagnosticata in tempo utile la presenza di un meningioma nonostante negli ultimi mesi si era rivolto al suo
medico per le solite vertigini, descritte però come "più insistenti e fastidiose".

> Teresa non riesce ad avere rapporti sessuali, ogni volta che ci prova avverte una forte sensazione
> dolorosa che le impedisce di continuare; ha sensi di colpa, si sente inadeguata e dopo aver rotto l'en-
> nesimo rapporto di fidanzamento si sente svuotata, con sensi di colpa e di inadeguatezza.
> Il solo pensiero di avere rapporti sessuali la pone in una condizione di profonda sofferenza e ansia;
> ha consultato diversi specialisti ed eseguito indagini di laboratorio e strumentali senza che si sia
> potuta dare una spiegazione plausibile alla sintomatologia dolorosa o una terapia efficace.
> Teresa ha 23 anni ed è studentessa universitaria, figlia unica, vive con i genitori; la madre le sta molto
> vicina, l'ha indirizzata da uno psichiatra che le ha consigliato una terapia con antidepressivi ma che
> non ha sortito alcun effetto positivo.
> Ha anche iniziato una psicoterapia che ha interrotto presto ritenendola "inutile" perché le "venivano
> fatte sempre le stesse domande" senza che il problema si risolvesse.

I pazienti che somatizzano sono difficili da gestire dal punto di vista terapeutico, non accettano le prescrizioni, tendono a scoraggiarsi, ma soprattutto non riescono a rilassarsi nonostante le rassicurazioni del medico.

Ancora più difficili da gestire nell'ambito dei disturbi somatoformi sono i soggetti affetti da **ipocondria** un quadro clinico caratterizzato dalla preoccupazione e
dalla paura di avere una grave malattia, basate sulla errata interpretazione di sintomi fisici; tali pazienti vivono nella convinzione di avere qualche malessere fisico
che nessuno è stato in grado di diagnosticare.

Essi cambiano spesso medico e si sottopongono a numerose visite specialistiche fino ad arrivare ad avere una pervasiva necessità di consultare il medico.

Si tratta di pazienti "impossibili", sia per i familiari con cui vivono che per il
medico che li ha in cura; non si sentono mai rassicurati, non assumono con regola-
rità le terapie prescritte ed avvertono tutti gli effetti collaterali presenti nel foglietto illustrativo; la loro vita sembra svolgersi in funzione delle loro ansie relative allo
stato di salute.

Piero è diventato oramai insofferente a ogni rassicurazione, da quando è andato in pensione la sua vita si è trasformata in un continuo peregrinare da un medico all'altro, anche se periodicamente richiede un consulto psichiatrico, più che altro per verificare la congruità delle terapie prescritte dai vari specialisti che consulta. Lo scorso anno è stato molto preoccupato per alcuni fastidi alla prostata, dopo aver letto che gli uomini possono avere problemi prostatici anche di natura tumorale, ha iniziato a consultare specialisti del settore al fine di escludere tale patologia.

Negli ultimi mesi ha invece iniziato ad avere disturbi gastroenterici per i quali ha anche eseguito una gastroscopia che ha evidenziato la presenza di un'ernia iatale.

Piero è attualmente in cura con alprazolam, escitalopram e ranitidina a cui associa vari composti vitaminici e "disintossicanti"; la sua vita è praticamente polarizzata sul suo stato di salute condizionando anche la moglie che lo segue nei suoi continui consulti medici, quasi a volerlo rassicurare.

Questi pazienti, che possono essere considerati emblematici dei processi di somatizzazione su cui si innestano processi ideativi pervasivi, hanno bisogno di un approccio caratterizzato da un elevato grado di *empatia* e di *fiducia*; ciò perché la loro fondamentale problematica consiste nella difficoltà di conoscere il proprio mondo interiore e le proprie emozioni e nella mancanza di fiducia nella relazione con il medico.

Oltre che da problematiche personali dovute alla natura del disturbo psichico, tale atteggiamento può essere ulteriormente rafforzato dalle dinamiche psicologiche del rapporto medico-paziente; questi soggetti tendono a diventare lamentosi, insopportabili, a suscitare nel medico vissuti di rabbia e di irritabilità.

Non è quindi facile mantenere un alto livello di attenzione e rispetto per la sofferenza del paziente che avverte il distacco emotivo del medico sentendosi non compreso e accettato.

L'intervento medico prima e quello psicologico dopo possono funzionare solo se si riesce a mantenere stabili e vitali gli aspetti emotivi della relazione.

Ansia, depressione ed eventi della vita

Nella pratica clinica vi sono, inoltre, alcuni quadri depressivi che presentano uno stretto legame con gli eventi della vita:

Elio ha subito quattro mesi fa un infortunio lavorativo che gli ha causato la perdita del pollice della mano destra; in un primo momento era sembrato che l'intervento chirurgico cui era stato sottoposto dopo l'incidente fosse andato a buon fine.

All'intervento è invece subentrata un'infezione che dopo due mesi di trattamento medico con antibiotici e antinfiammatori ha reso necessario l'amputazione del pollice.

Elio lavorava con una ditta di costruzioni edili con un rapporto di lavoro a tempo determinato; in seguito all'incidente il contratto non gli è stato rinnovato e ciò ha ulteriormente inciso sul suo stato d'animo, fino a quando ha iniziato a presentare un quadro depressivo che ha richiesto un trattamento specifico antidepressivo protratto per circa otto mesi. Elio non ha condiviso la prescrizione di una psicoterapia.

Gli eventi della vita incidono sul benessere dell'individuo in maniera imprevedibile e possono essere alla base di disturbi disadattivi che si manifestano con sintomi cognitivi, emotivi o comportamentali; questi disturbi hanno una "natura reattiva" ma, sostanzialmente, qualsiasi disturbo psichico può essere conseguente ad un evento stressante.

Per definizione la caratteristica fondamentale di un **Disturbo dell'Adattamento** (o *sindrome da disadattamento*) è rappresentata da una risposta *disadattiva* e *reattiva,* clinicamente significativa, che si manifesta entro 3 mesi (per l'ICD-10 un mese) dall'insorgenza del fattore o dei fattori stressanti.

Una volta che il fattore stressante o le sue conseguenze sono superati, i sintomi non persistono per più di altri 6 mesi (*forma acuta*). La specificazione Disturbo dell'Adattamento Cronico è invece usata quando la durata dei disturbi è maggiore di 6 mesi, in risposta ad un fattore stressante cronico o ad un fattore stressante che ha conseguenze protratte.

Il disturbo può presentarsi con diversi quadri clinici a seconda del prevalere di

4

una sintomatologia ansiosa (Disturbo dell'Adattamento con Ansia), depressiva (Disturbo dell'Adattamento con Umore Depresso) o comportamentale (Disturbo dell'Adattamento con Alterazione della Condotta).

Sono possibili quadri *misti* in cui si associano sintomi depressivi, ansiosi e/o comportamentali o quadri clinici atipici (Disturbo dell'Adattamento Non Specificato) in cui non è possibile delineare il prevalere di un determinato pattern di sintomi.

Al disturbo possono associarsi un aumento del rischio suicidario e una particolare predisposizione all'uso di sostanze d'abuso o medicamentose; nei soggetti affetti da una patologia organica (ipertensione, diabete) si può avere una ripercussione sulla patologia stessa dovuta, ad esempio, ad una minore accettazione del regime terapeutico raccomandato.

Occorre tuttavia precisare che il disturbo dell'adattamento è, per il DSM, una *categoria residua* che va utilizzata quando la sintomatologia non soddisfa i criteri per la diagnosi di un quadro psicopatologico più strutturato, come un disturbo d'ansia (ad esempio, disturbo d'ansia generalizzato) o dell'umore (ad esempio, episodio depressivo).

Ciò sembra togliere la connotazione nosografica al disturbo dell'adattamento che invece è inserito con piena autonomia nosografica sia nel PDM (ASSE S) che nella classificazione dell'ICD-10 nell'ambito delle "reazioni a gravi stress e sindromi da disadattamento" (tabella 3.1).

Il concetto di fondo che sostiene tale scelta è la considerazione che ogni evento stressante viene considerato come "fattore causale primario ed esclusivo", senza il quale la sindrome non si sarebbe manifestata.

Tale precisazione, oltre a testimoniare l'importanza clinica del disturbo, ha una valenza anche di tipo medico-legale; infatti, così precisato, come nel caso di Elio, il disturbo può configurarsi quale *malattia professionale* e come tale riconosciuta dall'INAIL [26, 27].

Ciò rafforza l'esperienza del professionista che, nell'operare la giusta opzione diagnostica, si avvale del proprio del giudizio clinico, che rimane alla base di qualsiasi diagnosi, indipendentemente dalle griglie nosografiche di riferimento.

Grazia da oltre 18 anni è in trattamento con antidepressivi per una sintomatologia caratterizzata da ansia, depressione del tono dell'umore, difficoltà a gestire il quotidiano e vissuti di inadeguatezza; l'esordio dei disturbi è coinciso con la morte della nonna materna, a cui era molto legata. Ha poi vissuto con angoscia la malattia della madre – affetta da Alzheimer - che ha assistito con grande sacrificio e dispendio di energia per circa cinque anni; dei suoi tre figli uno in particolare ha avuto una serie di problematiche fisiche – a seguito di complicanze insorte dopo un'appendicectomia è stato più volte sottoposto ad interventi chirurgici – che hanno richiesto particolare cura ed impegno.

L'andamento del quadro clinico nel corso degli anni è stato caratterizzato da una sintomatologia base di modesta entità clinica con periodici episodi depressivi di maggiore gravità; nel complesso Grazia, anche se con grandi sforzi, grazie a periodici controlli clinici e a un trattamento farmacologico, è riuscita ad conservare un sufficiente funzionamento e a far fronte alle problematiche quotidiane.

Lo scorso anno, in seguito ad una malattia tumorale ha perso il marito; è stato un periodo di grande sofferenza emotiva e di notevole impegno assistenziale.

Dall'ultimo controllo clinico, pur evidenziando la presenza di un quadro depressivo e ansioso di moderata intensità, emerge anche una forte volontà di Grazia di "andare avanti per aiutare i figli a crescere"; le è stata confermata la terapia antidepressiva mentre, a seguito di controlli clinici effettuati per una valutazione delle sue condizioni fisiche, è emersa una disfunzione tiroidea, un innalzamento del colesterolo e della glicemia, con necessità di terapia specifica.

Molti pazienti hanno storie complesse e la sintomatologia psichica si intreccia inevitabilmente con le vicende della vita tanto da condizionarne il decorso; sotto molti aspetti, dal punto di vista clinico, per formulare la diagnosi di un disturbo psichico è richiesto che la sintomatologia causi un "disagio clinicamente significativo o la compromissione del funzionamento sociale, lavorativo o di altre aree importanti".

La valutazione di tale parametro ha una particolare rilevanza clinica in quanto la conservazione di un discreto livello di funzionamento – nonostante la sofferenza psicologica vissuta – rappresenta un indice prognostico positivo.

Talvolta anche piccoli accadimenti possono favorire l'insorgenza di quadri depressivi di grave entità mentre eventi della vita anche devastanti e fonte di notevole sofferenza possono – paradossalmente – rafforzare le difese dell'individuo che reagiscono con tenacia.

Il giudizio rispetto al rapporto tra gravità dei sintomi e livello di funzionamento soggettivo è un giudizio clinico che si rafforza con la conoscenza del paziente, delle sue motivazioni, delle sue ansie e preoccupazioni, dei suoi vissuti depressivi.

Nessuna scala di valutazione potrà mai essere esaustiva e comprendere la conoscenza dei vissuti interiori dell'individuo rispetto agli eventi traumatici e al loro impatto; nella pratica clinica si evidenzia la frequente discordanza tra l'obiettività e la gravità dei sintomi e la loro relazione con gli eventi stressanti.

Non esiste alcuna regola generale, anche gli eventi positivi possono essere fonte di disagio, di sofferenza e di disadattamento e non esiste una scala che parametri in modo lineare la natura e la durata del trauma rispetto alla sintomatologia psichica, né appare possibile trovare ausili metrici esaustivi che valutino la correlazione tra la gravità del quadro clinico e la compromissione del funzionamento globale del soggetto.

Il giudizio clinico appare in ogni caso dirimente.

Katia stava andando a scuola quando un autobus di linea l'ha schiacciata contro il muro causandole un trauma cranico, la frattura del bacino e lesioni varie per il corpo; è stata due mesi in ospedale, ha dovuto subire due interventi chirurgici e seguire un lungo periodo di riabilitazione. Katia non ha potuto più frequentare la scuola, il terzo liceo classico, e ha dovuto rinunciare ai suoi progetti, compreso la partecipazione ad un importante campionato di basket con la sua squadra.

A distanza di circa sei mesi dal trauma, e quando tutto sembrava andare per il meglio dal punto di vista fisico, Katia ha iniziato ad avere una serie di incubi notturni, ad essere irritabile, ad avere paura di uscire, a rivivere continuamente il trauma, ad avere difficoltà a concentrarsi, ad essere in un continuo stato di tensione.

Per tali motivi ha intrapreso una terapia farmacologica con un antidepressivo ed ha iniziato una psicoterapia che include anche esercizi di biofeedback; il percorso terapeutico è durato due anni con una soddisfacente remissione del quadro clinico. Katia continuerà nel tempo un monitoraggio delle proprie condizioni psichiche.

4

Alcuni traumi – se implicano minaccia di morte, una minaccia grave alla propria e altrui incolumità – lasciano nell'individuo un segno profondo e possono essere alla base del **Disturbo Post-traumatico da Stress** (DPTS), un disturbo molto serio che compromette la funzionalità globale; esso insorge mediamente dopo tre mesi dal trauma, ma può emergere anche a distanza di sei mesi o di anni (*a esordio ritardato*).

Dal punto di vista clinico il DPTS si presenta con una serie di sintomi così caratterizzati:

• ricordi spiacevoli ricorrenti e intrusivi dell'evento;
• sogni ricorrenti ed angoscianti;
• sensazione spiacevole che l'evento possa ripresentarsi o sensazioni – continue e pervasive – di rivivere l'esperienza traumatica, con possibili episodi dissociativi di flashback;
• reattività e disagio abnorme nei riguardi di stimoli che simbolizzano o richiamano l'evento traumatico; possibile adozione di condotte di evitamento;
• incapacità di ricordare alcuni aspetti importanti del periodo traumatico;
• irritabilità, difficoltà alla concentrazione;
• stato di *iperarousal psicofisiologico*;
• sentimenti di distacco, di sfiducia nel futuro, coartazione dell'affettività.

I sintomi possono presentarsi in modi diversi, essere fluttuanti o persistenti, e condizionare notevolmente la qualità della vita del soggetto; la prognosi può essere positiva, l'esperienza negativa connessa ai traumi può essere elaborata adeguatamente dalla mente consentendole un recupero soddisfacente del funzionamento pretraumatico [37].

Tuttavia, in molti casi, il disturbo può cronicizzare, strutturarsi in disturbi psichiatrici di maggiore gravità o porsi alla base di una modificazione duratura della personalità, caratterizzata da un atteggiamento ostile e sospettoso verso il mondo, sentimenti di vuoto, ritiro sociale, vissuti di disperazione; è come se la persona continuasse a vivere con la sensazione di essere "sulla lama del rasoio", continuamente minacciata dall'esterno.

L'effetto del trauma sull'individuo è soggettivo e condizionato da numerose variabili quali: il tipo di personalità premorbosa, la natura del trauma, il numero di traumi subiti, il sostegno familiare, lavorativo e sociale ricevuto, le conseguenze fisiche, l'intervento specialistico precoce ed appropriato.

Indubbiamente alcune personalità hanno una maggiore fragilità e una predisposizione a sviluppare, in seguito ad eventi traumatici, disturbi psichici di particolare rilevanza clinica; esiste, infatti, una vulnerabilità individuale allo sviluppo del DPTS connessa alla presenza di scarsa autostima, labilità emotiva, dipendenza affettiva, insicurezza e immaturità dell'Io.

Sicuramente la presenza di una solida fiducia in sé pone l'individuo in una condizione di vantaggio e di minore vulnerabilità rispetto ai problemi della vita [38], rendendolo più assertivo e capace di fronteggiare con forza anche le avversità [39, 40].

La presenza di un adeguato sostegno familiare e sociale funge da fattore protettivo, mentre il trauma agito da una persona ha un effetto psicologico devastante maggiore; infatti, l'individuo riesce ad accettare meglio gli eventi casuali naturali, come ad esempio un terremoto piuttosto che gli effetti di un trauma causato dalla cattiveria degli uomini, spesso gratuita e difficile da comprendere [41] o dalla mancanza di senso di responsabilità.

Dal punto di vista diagnostico, la diagnosi di DPTS in genere non comporta particolari problematicità; tuttavia, occorre prestare attenzione all'insorgenza di sintomi psichici in soggetti con pregresso trauma cranico. In ogni caso occorre essere sempre attenti alla diagnostica differenziale rispetto a patologie organiche o psichiche.

Il DPTS è un disturbo rilevante dal punto di vista clinico e con importanti risvolti medico-legali; la certificazione di questo disturbo può dar luogo a richieste di risarcimento assicurativo o al riconoscimento della malattia professionale, laddove il trauma è subito durante l'attività lavorativa.

Si assiste spesso ad una inflazione certificativa facendo risalire la diagnosi di DPTS anche a traumi di modesta entità ed in presenza di una sintomatologia non ben definita e certificata; ciò può creare disparità di trattamento e rendere più difficile il riconoscimento del danno ai soggetti che hanno subito traumi rilevanti.

Una maggiore puntualità diagnostica, in linea con le indicazioni dei sistemi nosografici, certamente potrà favorire uno spirito di proficua collaborazione tra lo specialista che ha in cura il soggetto ed il medico che, a vario titolo, si troverà a valutare il danno biologico del DPTS.

Dal punto di vista terapeutico è consigliato un intervento precoce ed articolato sui livelli farmacologico e psicoterapeutico; il farmaco – antidepressivo o ansiolitico – potrà essere utile per contenere il disagio e favorire una migliore aderenza alla psicoterapia che rimane il trattamento cardine del DPTS.

Laddove al trauma segue una reazione psicologica acuta si può formulare la diagnosi di **Disturbo Acuto da Stress** (DAS), un quadro clinico che insorge nell'immediatezza del trauma e che, in genere, si risolve entro un arco di tempo breve (mediamente un mese).

La sintomatologia del DAS può avere diversi livelli di gravità ed è caratterizzata da sintomi ansiosi, da sensazioni di assenza di reattività emozionale, derealizzazione, amnesia, disturbi del sonno, riduzione della consapevolezza dell'ambiente (sentirsi "storditi"), disorientamento, restringimento dell'attenzione, disperazione, rabbia, iperattività afinalistica o inappropriata, flashback persistenti o irrequietezza.

Anche il DAS richiede un intervento specialistico precoce con trattamenti psicologici finalizzati al contenimento del disagio; la somministrazione dei farmaci va limitata – e solo se indispensabile – alla fase acuta del disturbo.

Nei casi in cui il DAS insorge in ambito lavorativo, ad esempio dopo un episodio traumatico ad elevato impatto emotivo, può configurarsi come un infortunio lavorativo [28].

Gianluca ha 43 anni e ha lavorato fino a due mesi fa presso un'agenzia di assicurazioni, fino a quando, sia per l'attuale crisi economica che per contrasti avuti con il titolare, è stato licenziato; Gianluca è sposato e ha tre figli, uno dei quali ha necessità di assistenza continua da quando all'età di tre anni, in seguito ad una caduta, riportò un grave trauma cranico; l'impegno richiesto è notevole, sia per la continuità assistenziale sia per la gravità della malattia.
Il piccolo, che ora ha 9 anni, ha continue crisi epilettiche e turbe comportamentali che sono motivo di notevole impegno anche sul piano psicologico.

Da quando è stato licenziato Gianluca ha iniziato a presentare una sintomatologia caratterizzata da depressione del tono dell'umore, ansia, irritabilità, scatti di rabbia, soprattutto in famiglia dove si è riacutizzata la conflittualità con la moglie Sandra che non ha mai accettato la malattia del figlio. In questo periodo sono infatti riemersi i contrasti causati dal fatto che la moglie, qualche anno prima, aveva iniziato una storia con un altro uomo durata fino a quando egli non si accorse del tradimento. Ora, con il licenziamento sembra essersi rotto un equilibrio e Gianluca sembra essere diventato un'altra persona, il suo comportamento, complicato anche dal gioco d'azzardo e dall'abuso di alcolici, sta creando molti problemi.

Il tutto è complicato dalla totale assenza di *insight* di malattia e dal rifiuto di Gianluca di richiedere un aiuto specialistico.

La problematica delle manifestazioni cliniche adattive in risposta ad eventi traumatici della vita rappresenta una parte rilevate della pratica specialistica; in molti casi appare estremamente difficile essere di aiuto al paziente sia per la non accettazione di un aiuto medico o psicologico sia per la presenza di variabili extracliniche difficili da gestire.

La persistenza di condizioni stressanti, la sovrapposizione di più eventi traumatici, l'impossibilità di modificare la loro natura con il relativo senso di impotenza, sono tutti fattori che incidono profondamente sulla capacità di adattamento individuale e sul decorso dei disturbi psichici.

A volte sono richieste condizioni di adattamento difficili, strategie difensive particolarmente complesse e di non facile attuazione, come nel caso di Laura che, da quando le è stato detto che non potrà avere figli, ha iniziato a presentare un quadro clinico caratterizzato da labilità umorale, difficoltà a gestire gli impegni lavorativi quotidiani ed insonnia; ora non accetta alcuna soluzione, né tecniche di inseminazione artificiale né l'avvio della pratica per l'adozione.

Il clima familiare è diventato difficile anche perché di recente ha scoperto una relazione del marito, a cui è molto legata, con un'altra donna.

La concretezza dell'intervento terapeutico nelle circostanze descritte deve essere tale da aiutare la persona ad attivare ogni risorsa disponibile per ricondurre il peso psicologico della condizione stressante a livelli accettabili; tale valutazione non è facile da immaginare e pianificare ed in molti casi si va incontro ad una cronicizzazione dei disturbi con una riduzione complessiva della qualità della vita del paziente.

La terapia farmacologica

5

Lina ha 55 anni e vive con il marito che assiste da diversi anni, da quando in seguito ad un ictus cerebrale non è più autosufficiente: diabetico, in dialisi da circa un anno e operato anche di tumore al colon e alla prostata, vive in una condizione di sofferenza cronica con necessità di assistenza continua. Per Lina le giornate sono intense, tuttavia non le pesa tanto l'assistenza al coniuge quanto le vicende della figlia che in seguito a continui litigi con il marito – scatenati da una relazione extraconiugale – ha chiesto la separazione.

Per lei tutto ciò è motivo di mortificazione, non accetta l'idea del divorzio della figlia e, soprattutto, vive con ansia i litigi che avvengono di continuo anche in presenza dei due nipoti a cui è molto legata; vorrebbe intervenire, fare qualcosa, ma è consapevole che il suo intervento sarebbe un ulteriore motivo di contrasti, così come è già accaduto in passato.

Lina periodicamente – almeno una volta all'anno e da circa otto anni – presenta un quadro depressivo caratterizzato da depressione del tono dell'umore, ipostenia, disinteresse per l'ambiente circostante, insonnia, difficoltà a gestire il quotidiano; dal punto di vista fisico gode di buona salute, ha qualche problema tiroideo ed assume da oltre dieci anni una compressa da 100 mg di levotiroxina al giorno.

Le è stata prescritta la paroxetina al dosaggio di 40 mg al giorno per un ciclo di terapia durato sei mesi; limitatamente alle prime tre settimane di terapia ha assunto del bromazepam che successivamente è stato riservato a periodi e/o a giornate in cui prevale la sintomatologia ansiosa.

Dopo un periodo di intenso impegno lavorativo, Pietro, ginecologo, ha iniziato a presentare un disturbo ansioso caratterizzato da crisi di panico, ansia, difficoltà alla concentrazione con sudorazione, palpitazioni e "sensazioni di svenimento".

Ha dovuto lasciare, in più occasioni, il posto di lavoro per l'intensità dei sintomi e ha ricevuto un trattamento ansiolitico con diazepam dai colleghi del pronto soccorso.

Pietro, sposato con tre figli, ha un'anamnesi negativa, ha sempre goduto di buona salute e non ha particolari problemi familiari; non riesce a dare una spiegazione a quanto gli sta succedendo, si sente particolarmente teso e preoccupato, avverte il peso e le responsabilità della sua professione, ma – sostiene – "sono i problemi di sempre, perché proprio ora devo star male?"

La natura dei sintomi e la periodicità con cui si manifestano hanno reso necessaria la prescrizione di una terapia con sertralina; Pietro non ha ritenuto opportuno sottoporsi ad un consulto psicologico e ha sospeso il trattamento dopo sette mesi di terapia con una remissione completa del quadro clinico.

Gino, 31 anni, è subentrato nella gestione dell'azienda di famiglia, un pastificio con 30 dipendenti, poiché il padre è anziano e non può più farsene carico anche per il recente episodio di ictus cerebrale; i suoi studi di economia aziendale lo fanno ben sperare e sin dal primo momento ha cercato di portare un contributo innovativo alla gestione dell'azienda. Ciò è stato motivo di contrasto con due dipendenti – il cui ruolo era strategico all'interno dell'azienda – che ad un certo punto si sono dimessi andando a lavorare con la concorrenza.

Per Gino è stato un colpo duro e, con il senno del poi, le sue disposizioni si sono rilevate imprecise e non appropriate alle circostanze, tanto che si è temuto anche per le sorti dell'azienda; ora Gino si ritrova solo e senza il sostegno di nessuno.

Da circa un mese vive le sue giornate con sensi di colpa, ritiene di essere stato ingiusto nei confronti dei dipendenti e affrettato – impulsivo – nel prendere alcune decisioni; si sente inadeguato, insicuro, non riesce più a dormire e al mattino non ha voglia di alzarsi, l'idea di dover affrontare una nuova giornata gli incute una sensazione di frustrazione ed impotenza. L'appetito è diminuito, non riesce più a concentrarsi, fatica a relazionarsi con gli altri e presenta una diminuzione della libido. Buono il sostegno familiare, la madre e la fidanzata lo incoraggiano, lo stimolano, ma ciò accresce in lui un senso di mortificazione.

Ha iniziato una terapia farmacologica con la duloxetina, al dosaggio di 60 mg al giorno e una terapia psicologica; i primi risultati si sono avuti dopo due mesi di trattamento con remissione pressoché completa del quadro clinico. In questo periodo Gino ha comunque continuato a lavorare anche se il rendimento è stato inferiore alle attese.

Dal punto di vista psicologico sono state affrontate le problematiche relative al suo profilo di personalità: insicurezza e fragilità psicologica, dipendenza, scarsa autostima ed autonomia funzionale, labilità emotiva e difficoltà relazionali. Tutto ciò gli ha impedito di instaurare con gli altri relazioni efficaci e funzionali e di essere in grado di gestire con appropriatezza le responsabilità quotidiane.

L'utilizzo dei farmaci in psichiatria consente la gestione di patologie complesse con discreti risultati dal punto di vista clinico e con livelli di evidenza scientifica condivisi e valutati in rapporto a specifici indici di efficacia [42, 43, 44].

Per i disturbi dello spettro ansioso-depressivo, in rapporto al quadro clinico, i farmaci più utilizzati sono gli antidepressivi e gli ansiolitici; gli antidepressivi rappresentano i farmaci di prima scelta nel trattamento di questi disturbi, associati, se necessario e per brevi periodi di tempo, agli ansiolitici, come le benzodiazepine.

5.1 Gli antidepressivi

L'impiego delle molecole denominate genericamente "antidepressivi" trascende ampiamente l'ambito della depressione poiché, nella pratica clinica, la loro utilità anche nel trattamento dell'ansia è ampiamente dimostrata.

Di fatto l'*uso transnosografico* degli antidepressivi, con i conseguenti buoni risultati, ha dimostrato che alcune molecole funzionano come un vero e proprio *passe-partout*.

Questo fenomeno è particolarmente evidente per gli antidepressivi che ben si adattano alla terapia di diversi disturbi psichiatrici, ma è importante riferirsi alle specifiche indicazioni, quali autorizzate dal Ministero della Salute, di ogni singola molecola.

Le indicazioni terapeutiche ufficialmente inserite nel foglietto illustrativo sono diventate infatti sempre più precise e circostanziate, a differenza di quanto accadeva in passato per categorie di farmaci ormai scomparsi dal prontuario farmaceutico (neurotropi, antiastenici); ciò impegna il medico ad attenersi rigorosamente alle indicazioni – *autorizzazioni* – ministeriali, poiché ogni prescrizione attuata in difformità a tali indicazioni è da considerarsi *off-label* e, come tale, soggetta *ex legis* a particolari restrizioni.

Dal punto di vista farmacologico gli antidepressivi risultano costituiti da molecole che hanno diverse caratteristiche farmacodinamiche, farmacocinetiche e tossicologiche; la caratterizzazione principale dipende dalla diversa attività svolta a livello della neurotrasmissione.

Ricordiamo gli *antidepressivi triciclici* (TCA), gli *inibitori selettivi della ricaptazione della serotonina* (SSRI), gli *inibitori della ricaptazione della serotonina e della noradrenalina* (SNRI) e gli *inibitori della ricaptazione di dopamina e noradrenalina* (tabella 5.1).

La scelta del farmaco deve basarsi sulle necessità individuali del paziente,

Tabella 5.1 Farmaci antidepressivi

Triciclici (ATC)
- Amitriptilina
- Clorimipramina
- Imipramina

Inibitori selettivi del *reuptake* della serotonina (SSRI)

• Fluoxetina	• Sertralina
• Fluvoxamina	• Citalopram
• Paroxetina	• Escitalopram

Inibitori del *reuptake* di dopamina e noradrenalina
- Bupropione

Inibitori del *reuptake* di serotonina e noradrenalina (SNRI)
- Venlafaxina
- Duloxetina

Modulatori di noradrenalina e serotonina
- Mirtazapina

Inibitori delle MAO (IMAO)
- Moclobemide (reversibili IMAO-A)

Inibitori selettivi del *reuptake* della noradrenalina (NARI)
- Reboxetina

tenendo conto delle malattie concomitanti, delle terapie già in atto, del rischio di suicidio e della risposta a trattamenti antidepressivi precedenti; è consigliato proporre schemi terapeutici semplici mirando alla monosomministrazione sia per la potenziale pericolosità – e inutilità – di associazioni farmacologiche multiple, sia per favorire la *compliance* al trattamento.

Ciascuna classe di antidepressivi ha uno specifico *indice di efficacia* che è dato dal rapporto tra l'efficacia clinica (effetto terapeutico) ed il profilo di tollerabilità (comparsa degli effetti collaterali); la buona conoscenza del farmaco che si utilizza, la natura degli effetti collaterali e le potenziali interazioni con altri farmaci ne consentono un utilizzo appropriato.

Le reazioni avverse da antidepressivi (ADR, *Adverse Drug Reactions*) sono molteplici; ne segnaliamo alcune rimandando il lettore a specifiche letture e raccomandando un costante aggiornamento, considerati gli importanti risvolti clinici [16].

Tra l'altro l'uso di antidepressivi è associato:

- per gli SSRI in particolare a rischio di sanguinamento e pertanto occorre valutarne con attenzione l'utilizzo nei soggetti a rischio, come i pazienti defedati, di età superiore a 65 anni o con un'anamnesi positiva per ulcera peptica o per sanguinamento gastrointestinale; il rischio da sanguinamento da SSRI è associato più frequentemente all'uso concomitante di aspirina, di FANS, di bloccanti del recettore dell'angiotensina II (sartani), del warfarin o di altri anticoagulanti orali e di corticosteroidi;
- all'iponatremia che, più frequente negli anziani, si manifesta con sonnolenza, confusione o convulsioni, cefalea, agitazione ed allucinazioni, nausea e vomito;
- alla sindrome serotoninergica, caratterizzata dalla comparsa di sintomi motori (tremore, mioclonie, convulsioni), autonomici (ipertermia, cefalea, sudorazione profusa, tachicardia, iper/ipotensione, diarrea, crampi gastrointestinali) e psichici (agitazione, confusione, disorientamento, ipomania, logorrea); essa è causata da un'eccessiva attività serotoninergica a livello del sistema nervoso centrale e periferico. Si verifica di solito con una combinazione di farmaci serotoninergici, ma talvolta anche con un singolo farmaco, come un SSRI (tabella 5.2);
- a epatotossicità; quando un paziente in trattamento con un farmaco lamenta sintomi, anche vaghi, quali nausea, anoressia, malessere, affaticamento e dolore addominale nel quadrante superiore bisogna effettuare test di funzionalità epatica; il prurito e la comparsa di ittero sono sintomi ancora più specifici;
- a problematiche cardiovascolari;
- a sudorazione.

Da tali considerazioni ne consegue la necessità di approntare una metodologia

Tabella 5.2 Farmaci che provocano una sindrome serotoninergica

• antidepressivi (SSRI, IMAO, triciclici, mirtazapina, venlafaxina)	• Sostanze d'abuso (cocaina, amfetamine, LSD)
• Antiparkinsoniani (amantidina, bromocriptina, levodopa)	• Antiemicranici (sumatriptan, diidroergotamina)
	• Altri farmaci (iperico, carbamazepina, litio)

di monitoraggio caratterizzata da valutazioni basali (all'inizio del trattamento) e periodiche (ogni sei-dodici mesi), mirata a valutare gli effetti specifici delle rispettive classi di farmaci e delle singole molecole.

La programmazione delle visite di controllo e del monitoraggio dei farmaci prescritti, oltre ad essere un utile strumento di farmacovigilanza (*farmacovigilanza attiva*), permette una più appropriata gestione del programma terapeutico e una migliore *compliance* al trattamento.

L'uso contemporaneo di più antidepressivi, come l'associazione tra SSRI e SNRI, non appare giustificato da alcuna evidenza scientifica: queste associazioni, oltre a non apportare alcun beneficio al paziente, aumentano l'incidenza di effetti collaterali che possono risultare, come la *sindrome serotoninergica*, di particolare rilevanza clinica.

La politerapia aumenta, in ogni caso, il rischio di effetti collaterali e richiede pertanto un attento monitoraggio; uguale attenzione va estesa alla conoscenza degli effetti delle erbe medicinali e alla loro potenziale tossicità.

È buona norma iniziare il trattamento con dosaggi bassi e raggiungere gradualmente la dose minima terapeutica; la risposta terapeutica – che ha un periodo di latenza di circa tre settimane – non sempre è completa ma può rimanere una sintomatologia residua difficile da eliminare; una positiva risposta a precedenti trattamenti deve far considerare l'opportunità di utilizzare lo stesso farmaco.

5.2 Le benzodiazepine

Nella gestione dei disturbi dello spettro ansioso-depressivo ci si può avvalere anche dell'utilizzo di ansiolitici, come le **benzodiazepine** (BDZ), per il controllo dei sintomi ansiosi; esse possono essere utilizzate sia in monoterapia che in associazione agli antidepressivi.

Le **benzodiazepine**, come diazepam, bromazepam, alprazolam, lorazepam, sono i farmaci classicamente utilizzati per la terapia dell'ansia e la loro attività si esplica essenzialmente potenziando la trasmissione di un importante neurotrasmettitore, il GABA, che a sua volta determina una inibizione di altri neurotrasmettitori (noradrenalina, serotonina, dopamina); ne consegue un'attività ansiolitica, ipnoinducente, miorilassante, anticonvulsivante. Il prevalere di una o più di tali attività dipende sia dalle caratteristiche farmacologiche che dal dosaggio del farmaco impiegato.

Le benzodiazepine sono caratterizzate da una rapida insorgenza dell'effetto terapeutico, sono generalmente ben tollerate e mostrano una elevata efficacia terapeutica per diverse condizioni, le più importanti delle quali sono l'ansia e i disturbi correlati a condizioni di *iperarousal emozionale*.

Le BDZ rappresentano, infatti, i farmaci di scelta per il trattamento farmacologico dei disturbi d'ansia, costituiscono un trattamento efficace e rapido nel disturbo d'ansia generalizzato e risultano particolarmente efficaci sulla componente somatica dell'ansia.

In linea generale il loro utilizzo è indicato nel trattamento di manifestazioni acute dell'ansia laddove i sintomi predominano il quadro clinico e risultano invalidanti; il trattamento deve limitarsi ad un breve periodo di tempo (due-tre settimane) ed essere monitorato in quanto i pazienti tendono ad autogestirsi.

L'eventuale decisione di associare benzodiazepine e antidepressivi può risultare utile quando la componente ansiosa è particolarmente rilevante, soprattutto nelle fasi iniziali del trattamento; ciò consente un rapido controllo della sintomatologia, lasciando il tempo all'antidepressivo di agire (*latenza terapeutica*).

Raggiunta una fase di discreto compenso clinico si procede alla sospensione graduale della benzodiazepina.

Gli effetti delle varie benzodiazepine si distinguono per differenze di natura farmacocinetica e la scelta del farmaco viene fatta in base a queste caratteristiche; in particolare sono importanti la *durata d'azione*, l'*emivita* (parametro fondamentale per prevedere il raggiungimento dello *steady-state* e per l'interruzione del trattamento), la *lipofilia* (responsabile sia dell'insorgenza che della durata dell'effetto terapeutico), il *metabolismo* (influenzato da età, trattamenti concomitanti, patologie epatiche) e la comparsa dell'*effetto clinico*.

Dal punto di vista clinico l'azione delle BDZ è rapida e l'effetto ansiolitico immediato consente di gestire la polimorfa sintomatologia ansiosa, sia nelle situazioni di urgenza (crisi di panico) che negli stati d'ansia più persistenti.

Le BDZ sono farmaci ben tollerati e gli effetti collaterali riportati più frequentemente consistono in un'accentuazione delle loro proprietà farmacologiche: sedazione eccessiva, astenia, diminuzione delle prestazioni psicomotorie e cognitive, effetti "residui" al mattino successivo all'assunzione di una dose serale per l'insonnia, amnesia, atassia, vertigini.

Una precisa informazione al paziente – fatta in modo strutturato e sistematico, volta altresì all'acquisizione del *consenso informato* – in merito alla gestione della terapia, insieme alla buona conoscenza delle caratteristiche farmacocinetiche e farmacodinamiche del farmaco scelto, consente di prevenire o limitare al massimo gli effetti collaterali.

Particolare attenzione dovrà essere rivolta al concomitante uso di altri farmaci attivi sul sistema nervoso centrale ed in ogni caso appare del tutto irrazionale l'uso combinato di più benzodiazepine, a volte erroneamente giustificato dal dover utilizzare un "ansiolitico" in associazione a un "ipnoinducente".

Per i soggetti con una storia di alcolismo (compresi quelli con un'anamnesi positiva per stati d'ebbrezza occasionale) e per i tossicodipendenti la prescrizione delle benzodiazepine non è appropriata; in tali circostanze il loro utilizzo deve essere particolarmente cauto e possibilmente demandato a Centri Specializzati.

5.3   La pianificazione del trattamento

Come decidere se e quando iniziare un trattamento farmacologico? Quale farmaco utilizzare e a quale dosaggio? Per quanto tempo? Come sospendere il trattamento?

Non è facile dare una risposta a questi interrogativi poiché la decisione è clinica e rapportata alla specificità del caso clinico; è innanzitutto importante iniziare il trattamento al momento opportuno, con il farmaco adeguato e al dosaggio appropriato.

Spesso i farmaci antidepressivi e gli ansiolitici vengono prescritti o troppo presto o troppo tardi, a dosaggi non sempre terapeutici e senza tenere in debita considerazione la concomitante presenza di altre patologie fisiche o psichiche al fine di valutare la congruità dell'associazione di più molecole.

Giuseppina, 77 anni, è in trattamento da alcuni mesi con escitalopram, trazodone, bromazepam e un ipnoinducente per l'insorgenza di disturbi ansiosi; assume anche un antipertensivo, un ipoglicemizzante e un anticoaugulante debitamente monitorato.

L'esame TAC, eseguito senza mezzo di contrasto, evidenzia: "diversi nuclei iperintensi in FLAIRT/T2 si rilevano bilateralmente in corrispondenza della sostanza bianca iuxtacorticale sovratentoriale, prevalente a sede frontale, dei centri semiovali e periventricolare sovratentoriale, compatibili con focolai di gliosi da iniziali segni di sofferenza ipoperfusiva sottocorticale cronica".

La sintomatologia presentata da Giuseppina è caratterizzata da ansia, irrequietezza, somatizzazioni gastriche sotto forma di "vuoto allo stomaco, pugno chiuso sullo stomaco" e preoccupazione per il futuro.

Si è proceduto alla sospensione graduale dell'escitalopram, del bromazepam e dell'ipnoinducente e all'adeguamento del trazodone a dosaggi terapeutici.

La terapia farmacologica va iniziata quando la sintomatologia clinica appare rilevante, significativa e compromette la funzionalità globale del soggetto; nella valutazione si devono adottare un criterio clinico e uno funzionale.

La percezione da parte del medico della presenza di sintomi rilevanti e significativi dal punto di vista clinico, con la relativa compromissione del funzionamento globale, comporta la specificazione di una diagnosi con la conseguente necessità di instaurare un idoneo trattamento; laddove il funzionamento soggettivo è conservato si può avere un atteggiamento di attesa, programmando controlli clinici periodici o iniziando un trattamento psicoterapeutico.

Non esiste nessuna contrapposizione tra terapia farmacologica e psicoterapica poiché entrambe possono essere pianificate in rapporto alle esigenze cliniche; è possibile, infatti, prescrivere solo il trattamento farmacologico o quello psicoterapeutico, iniziare contemporaneamente entrambi o rinviare l'inizio della psicoterapia a un secondo momento, quando le condizioni cliniche lo consentono. É anche possibile iniziare il trattamento farmacologico in corso di psicoterapia quando il quadro clinico interferisce in modo significativo sull'andamento della terapia.

In ogni caso è importante acquisire il *consenso informato* che mira ad informare in modo puntuale il paziente in merito alla natura del trattamento, agli effetti positivi dello stesso, alla eventuale comparsa di eventi avversi (ADR), alle possibili alternative terapeutiche, alle modalità di monitoraggio della terapia; è opportuno evidenziare in particolare gli effetti che possono essere motivo di preoccupazione nell'immediato, come la comparsa di sedazione in un soggetto che guida, e informare il paziente sulla necessità di non assumere alcolici.

Particolare attenzione deve essere rivolta alle donne in età fertile e comunque,

5

prima di iniziare il trattamento farmacologico occorre escludere la presenza di una gravidanza che richiede, laddove non esistono specifiche controindicazioni, particolare cautela nell'utilizzo dei farmaci.

La gestione temporale del trattamento è variabile e modulata essenzialmente in cinque fasi:

- *Fase iniziale.* In questa prima fase, della durata di 6-12 settimane, l'obiettivo principale del trattamento è la remissione del quadro clinico con completa risoluzione della sintomatologia ansioso-depressiva; è una fase particolarmente delicata e che richiede controlli clinici frequenti sia per una migliore conoscenza del paziente che per una valutazione della risposta al trattamento.

- *Fase di continuazione.* Questa seconda fase, della durata di 3-9 mesi si pone come obiettivo il consolidamento dei risultati clinici ottenuti; molti pazienti sospendono precocemente il trattamento o riducono il dosaggio senza consultare il medico, esponendosi ad un elevato rischio di recidiva o ricaduta.

- *Fase di mantenimento.* La durata di questa fase è variabile (mediamente > 12 mesi) e viene valutata in rapporto alla storia clinica del paziente; la presenza all'anamnesi di episodi depressivi o ansiosi ricorrenti, di tentativi di suicidio, di risposte parziali alle strategie terapeutiche, di episodi depressivi o ansiosi di elevata intensità fanno prospettare un trattamento a lungo termine.

- *Fase della sospensione del trattamento.* Quando le condizioni cliniche lo consentono si può programmare la sospensione del trattamento, avendo cura di procedere alla riduzione graduale della terapia al fine di evitare la comparsa della *sindrome da sospensione* (*o reazioni d'astinenza*), particolarmente evidente per alcune molecole (tabella 5.3). Essa può verificarsi in seguito alla sospensione del trattamento, alla riduzione della posologia, quando un farmaco viene sostituito con un altro farmaco o quando la dose del farmaco non viene assunta.

- *Follow-up*: per alcuni pazienti, soprattutto laddove vi sia una ricorrenza dei disturbi ansioso-depressivi, può essere utile programmare controlli periodici al fine di valutarne lo stato di benessere. Tali controlli, oltre che consolidare il rapporto medico-paziente, rendono possibile richiamare l'attenzione del paziente sulla necessità di individuare i segni precoci del disturbo che molto spesso sono aspecifici, come l'insonnia o la difficoltà di concentrazione. Ciò consente di intraprendere iniziative – ad esempio il riposo in situazioni di stress – utili ad evitare la riacutizzazione dei disturbi.

In linea generale il trattamento va personalizzato poiché non è possibile prevedere fin dall'inizio l'andamento del quadro clinico; è buona prassi mantenere la dose del farmaco risultata efficace e limitarsi alla riduzione del dosaggio solo quando si inizia a programmare la sospensione del trattamento.

Tabella 5.3 Sindrome da sospensione

• alterazioni dell'equilibrio (atassia, vertigini)	• disturbi della sensibilità (parestesia)
• disturbi gastrointestinali (nausea, vomito)	• disturbi del sonno
• sintomi simil-influenzali (astenia, mialgia)	• disturbi psichiatrici (agitazione, ansia, confusione)

Per alcuni pazienti si rendono necessari trattamenti protratti nel tempo a causa della gravità e persistenza dei disturbi; in questi casi è possibile programmare periodici controlli clinici con relativo monitoraggio delle condizioni generali del paziente.

Quando possibile, tuttavia, è sempre opportuno attuare tentativi di sospensione del trattamento, soprattutto in presenza di un quadro clinico stabile.

Flavia, 55 anni, da circa sette anni è in trattamento con un antidepressivo in seguito alla comparsa di disturbi ansiosi a prevalente espressività somatica; la sintomatologia è iniziata in concomitanza con la menopausa determinando una forte condizione di sofferenza e disagio con limitazione della funzionalità globale.

La risposta alla terapia farmacologica è buona, con remissione pressoché completa del quadro clinico.

Flavia, coniugata e con due figli, ha sempre goduto di buona salute ed è in trattamento antipertensivo da circa dieci anni.

Il trattamento antidepressivo è pressoché continuativo, periodicamente si procede alla sua sospensione, ma limitatamente ad alcuni mesi dell'anno e comunque in rapporto all'andamento del quadro clinico.

Per rendere appropriato l'intervento prescrittivo è fondamentale la conoscenza approfondita della sostanza prescritta: dai processi farmacocinetici alle interazioni farmacologiche, dai processi farmacodinamici al dosaggio terapeutico, dagli effetti collaterali all'uso di un farmaco in particolari situazioni (adolescenza, anziani, sesso, gravidanza, allattamento). È buona prassi utilizzare solo molecole che si conoscono bene e di cui si ha esperienza in modo da averne una migliore padronanza.

Molti quadri ansiosi e depressivi stentano a trovare una risposta clinica al trattamento anche perché connessi allo stile di vita del soggetto, alla sua difficoltà ad affrontare i problemi della vita, a difficoltà intrinseche alla sua struttura di personalità; ma in molti casi sono, invece, le *variabili extracliniche* – conflitti coniugali o lavorativi, persistenza di situazioni stressanti, condizioni di disagio economico, stato di salute proprio e dei familiari – che vanno ad incidere sull'andamento del quadro clinico.

Anche per tali motivi è spesso difficile parlare di guarigione in psichiatria: se per guarigione si intende una completa remissione del quadro clinico con pieno ritorno alla funzionalità globale premorbosa, essa è possibile quando l'episodio psicopatologico si presenta come episodio unico e di breve durata.

Molto spesso invece gli episodi tendono a ripresentarsi e a lasciare una sintomatologia residua che può compromettere nel tempo la qualità della vita del paziente; laddove il disturbo tende a persistere e a ripresentarsi periodicamente, anche con manifestazioni cliniche diverse, è difficile parlare di guarigione.

Occorre riflettere sul *continuum* normalità-psicopatologia e sulla presenza in alcuni soggetti, per problematiche legate alla propria struttura di personalità, di una particolare vulnerabilità al disagio psichico.

Per tali motivi l'intervento farmacologico non deve essere mai fine a se stesso, ma integrato con un intervento psicologico più o meno strutturato, in relazione alle caratteristiche di personalità del soggetto e alla sintomatologia presente, che mira ad intervenire su questa vulnerabilità di fondo.

La terapia psicologica

6

Nello ha 22 anni e studia architettura, vive con i genitori mentre la sorella è sposata da alcuni anni e vive in un'altra città. I suoi disturbi sono comparsi circa due anni fa all'improvviso, *a ciel sereno*, mentre era all'università, presentando un attacco di panico.

Iniziò a sudare, a sentire il cuore in gola, ad avere "la sensazione di svenire" e forti palpitazioni; ciò rese necessario il ricorso al pronto soccorso dove, dopo la somministrazione di un ansiolitico e la richiesta di una consulenza psichiatrica, lo dimisero con la prescrizione di un antidepressivo associato ad una benzodiazepina.

Nello si è sottoposto, presso lo stesso ospedale, a periodici controlli clinici, fino alla sospensione della terapia dopo un anno di trattamento; ha anche eseguito esami clinici e strumentali, come l'ECG e la visita cardiologica, che sono risultati nella norma.

Dopo un periodo di relativo benessere, a distanza di un anno ha presentato una nuova crisi di panico a cui si sono associate una condizione di ansia anticipatoria persistente e condotte di evitamento; è anche subentrato un vissuto di demoralizzazione in quanto riteneva di "aver risolto tutti i suoi problemi, non aspettandosi di essere così fragile".

L'approccio ai disturbi di Nello è stato di tipo psicologico attraverso una prima fase di intervento caratterizzata da una migliore conoscenza delle sue caratteristiche di personalità, una seconda fase in cui si è lavorato sul contenimento dei sintomi e del disagio psichico e una terza fase centrata sul potenziamento delle sue difese psicologiche e un miglioramento delle sue performance.

L'approccio psicologico e psicoterapeutico ai disturbi dello spettro ansioso-depressivo è di fondamentale importanza nella pratica clinica ed in molte circostanze rappresenta il trattamento di prima scelta; esso, inoltre, non deve essere considerato in alternativa o in contrapposizione al trattamento farmacologico, ma parte integrante e base di quest'ultimo.

La semplice prescrizione del farmaco, pur se monitorato attraverso controlli clinici periodici, non è sufficiente a garantire un buon esito del trattamento che, invece, è maggiormente probabile laddove si privilegia un approccio psicologico e psicoterapeutico nel cui contesto si utilizza il farmaco. Ciò rafforza la fiducia medico-paziente, favorisce la *compliance* al trattamento e consente la valorizzazione delle risorse psicologiche positive presenti in ogni individuo.

Esistono molte scuole di psicoterapia e le difficoltà di orientamento in questo labirinto lasciano a volte perplessi non solo il paziente, ma anche il medico: sono più di 250 infatti le forme di psicoterapia e qualche studioso ne ha elencate circa 400.

Tra esse ricordiamo la psicoterapia analitica classica freudiana (la cosiddetta psicoanalisi) e le sue varianti create da teorici come Jung, Adler, Horney e Klein, la psicoterapia cognitiva, quella comportamentale, la terapia centrata sul cliente di Rogers, la psicoterapia familiare e di coppia, la RET o terapia razionale-emotiva di Ellis.

Le ricerche finora condotte sembrano dimostrare che non esiste una tecnica superiore ad un'altra in assoluto; ogni psicoterapia infatti, se ben condotta, ha una propria validità scientifica con buoni risultati sul piano clinico [45, 46, 47].

Gli studi effettuati nel settore sottolineano la centralità e la qualità del rapporto paziente-terapeuta nel predire l'esito del trattamento e indicano che:

- gli effetti della psicoterapia sono positivi e ogni indirizzo scientifico ha una sua validità perché, probabilmente, esistono dei "fattori curativi comuni" a tutte le forme di psicoterapia.
- I risultati del trattamento sono strettamente connessi alle caratteristiche di personalità del terapeuta più che alle "tecniche" usate.
- La psicoterapia è efficace e chi si sottopone ad un trattamento psicoterapeutico ottiene migliori risultati rispetto a chi non lo pratica.
- I risultati dipendono dalla patologia in esame. Esistono dei disturbi per i quali si ottengono buoni risultati ed altri in cui la psicoterapia non è indicata.
- Alcuni disturbi sembrano rispondere meglio ad alcune forme di psicoterapia; dovrebbe essere in ogni caso lo specialista a fornire al paziente delle indicazioni precise sul trattamento da seguire.
- L'associazione psicoterapia e farmaci in molti casi riveste un ruolo interattivo e sinergico favorendo la possibilità di avere migliori risultati sul piano clinico.

La scelta del professionista deve pertanto essere oculata in quanto la psicoterapia, come la somministrazione di un farmaco, ha le sue indicazioni e controindicazioni, e anche effetti collaterali [48].

Per ciò che riguarda l'invio allo psicoterapeuta, esso si rende necessario non solo quando la persona ne fa esplicita richiesta, ma in tutte le condizioni in cui il clinico giudica che un intervento psicologico possa essere di aiuto al paziente.

La cura dei disturbi mentali, nella specificità delle indicazioni cliniche, è il principale obiettivo del trattamento psicoterapeutico, ma nella pratica clinica l'intervento psicologico ha una validità molto più ampia (*effectiveness*) rispetto a quanto evidenziato negli studi condotti in *setting* precostituiti (*efficacy*); molto importante è la funzione di supporto che l'intervento psicologico può avere in situazioni di crisi emotiva o in presenza di quadri clinici particolarmente complessi e laddove risulta utile ad integrare e sostenere il trattamento farmacologico.

Nella pratica clinica la psicoterapia non ha una durata prefissata, è personalizzata, mirata al miglioramento del funzionamento generale del paziente e non solo al sintomo, mirata alla gestione e risoluzione di problematiche cliniche complesse e di comorbilità; ciò ha stimolato la ricerca di metodologie di intervento più articolate, flessibili ed integrate rispetto a metodi di intervento rigidi e precostituiti.

La psicoterapia può essere diretta al singolo individuo (psicoterapia individuale), a specifici gruppi di pazienti (psicoterapia di gruppo) o prevedere il coinvolgimento di tutta la famiglia (terapia familiare); interventi terapeutici di tipo psicologico – soprattutto attraverso lavori di gruppo – possono essere anche rivolti a contesti lavorativi difficili e conflittuali [49].

Ogni paziente ha una propria dimensione psicologica che si intreccia con quella degli altri, con la propria storia, con le vicende che accadono, con le relazioni e con il contesto di appartenenza; ognuno ha un proprio modo di avvertire ed esternare il disagio psicologico, l'intervento terapeutico deve cogliere tale dimensione personale, sempre variabile e unica, pur in contesti di vita comuni.

> Mario e Sabrina hanno perso il padre – morto all'improvviso per emorragia cerebrale – in tenera età ed entrambi sono cresciuti con i nonni; la madre si è dovuta impegnare a tempo pieno in più attività lavorative, per lo più di assistenza ad anziani e di cameriera in ristoranti o alberghi. Non è mai riuscita a trovare un lavoro soddisfacente e ben retribuito, per cui ha potuto dedicare pochissimo tempo ai figli.
>
> Mario, 22 anni, studente universitario, non ha mai avuto alcun problema fino allo scorso anno quando ha iniziato a presentare crisi di panico subentranti con ansia anticipatoria e condotte di evitamento; l'ansia è diventata pervasiva e si è reso necessario un trattamento antidepressivo e ansiolitico che ha consentito una parziale remissione del quadro clinico con una ripresa del funzionamento globale. Sabrina, 16 anni, studentessa liceale, ha invece sviluppato una forma di alopecia che ha richiesto specifici trattamenti risultati efficaci nel breve termine. Tuttavia l'alopecia ricompare nei periodi di maggiore stress, motivo per il quale il dermatologo ha richiesto un consulto psicologico; Sabrina soffre anche di psoriasi che, anche se non di particolare gravità, è per lei motivo di disagio nel rapporto con gli altri.

Mario ricorda il padre come una persona forte e presente, che lo aiutava in tutto e avverte ancora oggi una sensazione di smarrimento (*È come se fossi stato lasciato in mezzo al deserto, non sapevo più in quale direzione andare*) e di paura (*Immagino il mio futuro pieno di sorprese amare, vivo nell'incertezza*), senza punti di riferimento, non ha legato affettivamente con l'attuale compagno della madre (*Pensa solo alle sue cose, non si è mai interessato ai miei problemi... forse non è capace di dare affetto*). Sa inoltre di non poter contare sulla madre (*È sempre stanca e impegnata, è la più forte della famiglia, ma fa già tanto per noi*).

L'obiettivo terapeutico concordato con Mario è stato quello di limitare il trattamento farmacologico ad una durata massima di 12 mesi e di rafforzare le difese psicologiche per una migliore gestione dell'ansia, dopo aver analizzato le dinamiche che lo rendono particolarmente sensibile e vulnerabile.

Si è lavorato molto sulla sua autostima e sulla percezione dell'efficacia personale; l'efficacia del trattamento è stata valutata rispetto alla remissione del quadro clinico caratterizzato inizialmente da elevati livelli di ansia, fobia e somatizzazione.

Sabrina ha invece un ricordo affettuoso del padre (*Mi prestava molte cure e attenzioni*), lo ricorda con grande amore ed è come se lo avesse ancora vicino (*Sento sempre il suo sguardo amorevole*); si è particolarmente legata alla nonna

(*È l'unica che riesce a tranquillizzarmi*) e vive con la madre un rapporto di grande fiducia (*La considero la mia migliore amica, quando è stanca le sto molto vicino*); non ha mai legato con il compagno della madre che considera solo un intruso e un elemento di fastidio familiare (*Non mi sento libera di muovermi in casa mia, devo prestare sempre attenzione a come sono vestita*).

Ciò che colpisce maggiormente è la descrizione che fa della sua alopecia, sembra quasi non essere un problema suo (*È mia madre che si preoccupa*); è ben integrata nell'ambiente scolastico, ma appare estremamente ambiziosa e non tollera le frustrazioni, anche minime. Il suo rendimento deve essere "sempre alto" per cui qualsiasi interrogazione diventa fonte di tensione e di preoccupazione.

Dal punto di vista psicopatologico non emergono disturbi psichici, ma prevalgono tratti alexitimici di personalità ed una condizione di *iperarousal psicofisiologico*, soprattutto in condizioni di stress.

L'intervento terapeutico è stato limitato ad aiutare Sabrina a contenere le sue modalità reattive psicofisiologiche in risposta agli eventi della vita per riportarle a livelli fisiologici; non è stato possibile prefigurare interventi psicologici introspettivi per la presenza dell'alexitimia.

Particolarmente interessante risulta essere l'intervento psicoterapeutico finalizzato alla prevenzione del disagio e alla promozione del benessere; l'ambito della psicoterapia non può essere, infatti, confinato alla cura dei disturbi, ma deve avere un ruolo determinante nell'aiutare l'individuo a riconoscere e potenziare le proprie risorse psicologiche [33].

In situazioni di disagio psichico, anche lieve, l'intervento precoce mira a rafforzare le difese psicologiche e a rendere l'individuo più consapevole delle risorse disponibili; particolarmente efficaci risultano gli interventi di *calibratura* che hanno come obiettivo quello di aiutare una persona, in condizioni di benessere, a riflettere sull'attualità della propria condizione psicologica e individuare percorsi psicoterapeutici migliorativi.

> Ignazio, che frequenta il quarto liceo scientifico, ha appena avuto i voti del primo quadrimestre che gli confermano un calo notevole del rendimento rispetto agli anni precedenti; il padre e la madre gestiscono un'azienda di famiglia e lui, quando può e compatibilmente con gli impegni scolastici, è sempre propenso a dare una mano. È figlio unico, il padre è al secondo matrimonio e ha altri tre figli sposati e autonomi.

Dal punto di vista psicopatologico non emergono particolari aree critiche, Ignazio ha sempre goduto buona salute, ha buone capacità relazionali, pratica attività sportive anche agonistiche (gioca in una squadra di calcio) e frequenta un istituto privato per migliorare la conoscenza della lingua inglese.

Emerge tuttavia un profilo di bassa autostima e considerazione di sé, tende ad allontanarsi dalle difficoltà, a non affrontarle, a considerarsi fragile laddove ci sono problemi. Quest'anno è arrivato un nuovo professore di matematica con cui Ignazio non ha legato, lo teme ed è per questo motivo che non si è fatto interrogare disertando la scuola. Ciò ha compromesso anche il rapporto con gli altri docenti con notevoli riflessi sul suo rendimento scolastico.

Per Ignazio è meglio evitare di farsi interrogare (*Si è fatto una cattiva opinione di me*) piuttosto che rischiare di prendere un brutto voto (*Mi rendo conto che non farsi interrogare non è una soluzione*), è meglio arrendersi piuttosto che affrontare le situazioni (*Ho difficoltà a corteggiare Sandra, temo un suo rifiuto*), è meglio non partecipare alle attività di gruppo piuttosto che rischiare di non rendere al massimo (*Ho deciso di non partecipare al campionato di calcio, c'erano altri più bravi di me*).

La terapia psicologica ha avuto negli ultimi anni un notevole impulso e lo studio delle neuroscienze ne conferma l'efficacia e la validità scientifica [3]; gli sforzi futuri dovranno essere finalizzati a migliorare i percorsi formativi dei terapeuti, sia nella fase iniziale della professione che nella supervisione continua della propria prassi professionale, vista come un vero e proprio ambito di ricerca.

La messa a punto di una metodologia di osservazione e ricerca comune a terapeuti di diversa formazione professionale può essere essenziale per affinare la ricerca in psicoterapia, superando sterili contrapposizioni di scuole e ideologie. Anche l'integrazione con altre aree specialistiche – come la psichiatria, la neurologia e la neuropsichiatria infantile – potrà rilevarsi utile sotto il profilo scientifico.

Il trattamento appropriato dei disturbi dello spettro ansioso-depressivo richiede un impegno notevole sia per la peculiarità, la variabilità e la complessità di tali disturbi che per la loro sensibilità a *variabili extracliniche*, spesso complesse e legate a fattori non sempre prevedibili o gestibili.

Dal punto di vista del management occorre concentrare l'attenzione sulla definizione di alcuni *indicatori di qualità* che permettono di misurare l'appropriatezza degli interventi allo scopo di monitorare la propria efficacia professionale e attuare *audit clinici* di confronto con altri specialisti.

Occorre applicare alla pratica clinica semplici griglie di rilevazione che consentano di analizzare le diverse fasi della presa in carico del paziente, dalla diagnosi alla elaborazione del programma terapeutico personalizzato e relativo monitoraggio; si tratta cioè di rilevare i fattori essenziali – comuni a tutti i pazienti – del management del caso clinico (tabella 7.1).

In linea generale le prescrizioni terapeutiche devono essere semplici, occorre privilegiare la monoterapia che, se ben condotta (dosaggi e tempi di somministrazione adeguati), risulta altamente efficace, ha il vantaggio di avere una minore incidenza di effetti collaterali ed è meglio accettata dal paziente che mostra una migliore *compliance* al trattamento.

All'inizio di qualsiasi trattamento – e successivamente nei tempi prestabiliti ed in rapporto alle condizioni cliniche del paziente – è opportuno effettuare un monitoraggio basale comprensivo dei principali parametri ematochimici (glicemia, emocromo con formula, transaminasi, funzionalità tiroidea), una visita cardiologica e un ECG (tabella 7.2); per alcuni farmaci, come il litio, l'acido valproico e la carbamazepina, sono richiesti esami specifici che vanno eseguiti con una certa periodicità [50].

Nel monitorare la somministrazione di alcuni farmaci occorre prestare attenzione a specifici parametri che possono alterarsi in seguito all'assunzione del farmaco (ad esempio il monitoraggio della prolattina in corso di trattamento con risperidone).

Particolare attenzione deve essere data alle interazioni tra i farmaci considerando che molti pazienti con depressione o ansia assumono anche altri farmaci (anti-

7

Tabella 7.1 Management dell'ansia e della depressione: migliorare la qualità dell'assistenza

Aree	Punti di criticità	Cosa realizzare
Formazione	Scarsa conoscenza dei sistemi nosografici	Approfondire la conoscenza dell'ICD (versione 9 e 10), del DSM e del PDM
Diagnosi	Sottostima diagnostica	Attivare percorsi di diagnosi precoce, coinvolgendo ad esempio i medici di famiglia
Terapia farmacologica	Compliance Scelta e prescrizione del farmaco	Favorire fin dall'inizio l'alleanza terapeutica Utilizzare i farmaci a dosaggi terapeutici, nel rispetto delle indicazioni. Utilizzare molecole meglio conosciute e di cui si ha esperienza
	Politerapia Poliprescrizioni non giustificate	Riduzione politerapia. Conoscenza delle interazioni tra farmaci
Monitoraggio	Scarsa conoscenza della molecola	Approfondire la conoscenza delle singole molecole e pianificare un attento monitoraggio (farmacovigilanza attiva)
Variabili extracliniche	Problematiche familiari, lavorative e simili	Coinvolgere i familiari nella formulazione del piano terapeutico. Attuare interventi di prevenzione del disagio psichico nelle aziende
Terapia psicologica	Psicodiagnostica e scelta del trattamento	Attivare collaborazioni stabili e di fiducia con altri professionisti
Prevenzione	Interventi precoci	Aiutare il paziente a riconoscere i segni precoci dei disturbi
Stile di vita	Scarsa incidenza sullo stile di vita dei pazienti	Individuare progetti per modificare gli stili di vita che hanno un impatto negativo sulla persona

Tabella 7.2 Monitoraggio degli antidepressivi

Monitoraggio basale

- routine: emocromo con formula, test della funzionalità epatica, azotemia, creatininemia, elettroliti
- funzionalità tiroidea
- ECG
- misurazione P.A. e F.C. (da ripetere a ogni controllo clinico)
- peso (da effettuare periodicamente)

Ogni 6 mesi
routine

Ogni anno
ECG

Per l'utilizzo dei triciclici il monitoraggio basale deve mirare a escludere la presenza di glaucoma e di ipertrofia prostatica; è necessario un più accorto monitoraggio cardiaco.

Con SSRI e antidepressivi serotoninergici considerare il rischio di iperprolattinemia, la possibilità di reazioni extrapiramidali acute e l'interferenza con i processi di emostasi.

Prima di iniziare il trattamento con bupropione escludere un'anamnesi positiva per epilessia o anomalie elettroencefalografiche o malattie cerebrali organiche.

pertensivi, ipoglicemizzanti, antiaritmici…): in questi casi la complessità del trattamento aumenta il rischio di effetti collaterali.

Molti quadri depressivi e ansiosi tendono a recidivare e a cronicizzare, non è facile ottenere la *compliance* al trattamento e gran parte degli sforzi del clinico devono andare in questa direzione poiché, ad esempio, è noto che la mancata risposta ad un trattamento antidepressivo in molte circostanze è dovuta all'inosservanza delle indicazioni prescrittive del medico.

È inoltre importante riflettere sulla gestione delle *variabili extracliniche* con cui inevitabilmente il medico si trova a confrontarsi, ad esempio la morte di una persona cara mentre un paziente sta migliorando, la gravità di alcuni quadri clinici rispetto alla congruità con cui il paziente viene assistito al proprio domicilio, il rischio di suicidio rispetto a quadri depressivi aggravati da variabili come la separazione improvvisa dal coniuge o la presenza di conflittualità elevata con i figli o sull'ambiente di lavoro.

Sara ha da poco completato gli studi ed è in cerca di lavoro, figlia unica di due insegnanti, ha 24 anni e ha sempre goduto di buona salute fino allo scorso mese quando ha iniziato a presentare disturbi ansiosi a prevalente espressività gastroenterica; ha praticato diversi esami, compresa la gastroendoscopia, con esito negativo.

Sara di recente ha rotto i rapporti con Alessandro, dopo l'ennesimo litigio per il suo comportamento estremamente morboso e geloso; fidanzata da quando aveva 16 anni, ha vissuto con il terrore di non poter parlare o incontrare nessuno senza il suo controllo. Erano continui litigi in cui Alessandro in più occasioni si è mostrato violento, anche in seguito all'assunzione di alcolici.

I genitori di Sara hanno cercato di fare qualcosa, di convincerla già da tempo ad interrompere la relazione, ma da parte sua c'è sempre stata una reazione di diniego del malessere emotivo; la madre ha così assunto un atteggiamento collusivo, nella speranza che il rapporto tra i due potesse migliorare.

Sara ha iniziato un trattamento farmacologico con un antidepressivo e una psicoterapia da cui iniziava a emergere la problematicità del rapporto e le sofferenze sia fisiche che psicologiche che Sara subiva senza riuscire a reagire.

Dopo sei mesi di trattamento ha ripreso a incontrarsi con Alessandro sospendendo all'improvviso sia la terapia farmacologica che la psicoterapia.

Elisa ha 50 anni, è sposata ed ha due figlie di 12 e 15 anni, lavora come medico di famiglia; il suo rapporto con Giuseppe è stato caratterizzato da una condivisione di esperienze e responsabilità per cui non si sarebbe mai aspettata di essere lasciata all'improvviso da sola con le figlie. Giuseppe ha conosciuto una ragazza di 30 anni con cui è andato a convivere, pur continuando a frequentare la sua famiglia durante il fine settimana.

Elisa, pur comprendendo la necessità di fare chiarezza su questa situazione, non è mai riuscita a prendere una decisione forte, i suoi sensi di colpa (*Negli ultimi anni non avevo più voglia di stare con lui, avevamo rapporti sessuali sporadici*), le preoccupazioni per le figlie (*Anche se viene nel fine settimana sono contenta per le mie figlie, anche se lui le riempie di regali*) e per la propria situazione (*Non saprei come fare da sola*) le impediscono di chiedere il divorzio (*Ho già consultato un legale, ma voglio aspettare ancora*).

Dal punto di vista clinico Elisa ha iniziato a manifestare una serie di problemi (*Non è puntuale con i pazienti, non riesce a concentrarsi, è spesso irritabile, assume analgesici a dosaggi non terapeutici*) che l'hanno indotta a rivolgersi ad uno specialista.

7

Dopo un anno e mezzo di psicoterapia, quando sembrava aver maturato la decisione di divorziare, Elisa ha chiesto al terapeuta di poter portare il marito ad una seduta, ma dopo l'incontro ha sospeso la psicoterapia.

Gestire con appropriatezza l'ansia e la depressione non è facile, questi disturbi si intrecciano con la vita quotidiana, con il proprio stile di vita, con le attese, i progetti, le speranze, ma anche con le delusioni, le preoccupazioni, con l'impotenza di modificare il corso della propria storia.

Molte volte le attese del terapeuta sembrano ovvie, scontate, ma la realtà è molto più complessa e quanto prospettato nel corso della terapia può essere condiviso dal paziente, ma non realizzato; in molte occasioni le sue scelte possono essere paradossali ed arrivare a smentire e contraddire anche anni di terapia psicologica.

8.1 Le crisi di panico

Gina studia economia aziendale, ha 21 anni e lo scorso mese ha sostenuto due esami che hanno confermato la sua media del trenta; da circa due anni soffre di attacchi di panico ed è in trattamento psicoterapeutico; per un breve periodo di tempo si è reso necessario il ricorso ad una terapia farmacologica.

> "Ho avuto un'altra crisi di panico, mi sono sentita venir meno, con il cuore in gola, tremavo tutta, avevo l'impressione d'impazzire, sono scoraggiata, dopo un anno di terapia mi è sembrato di essere ritornata al punto di partenza, ho paura per il mio futuro, non guarirò mai!"

La crisi di panico, la prima dopo un anno di terapia, è comparsa dopo un periodo di particolare impegno scolastico e in concomitanza con un episodio influenzale che ha costretto Gina a letto per circa una settimana; la crisi tuttavia è stata gestita egregiamente, è durata un paio d'ore con una remissione del quadro clinico e una ripresa delle normali attività. Ha ripreso subito a studiare in vista dei prossimi impegni universitari.

Gina è una ragazza vivace, ha un fratello più grande di lei, avvocato, il padre è ragioniere presso una ditta di trasporti, la madre casalinga, donna energica che da diversi anni assume benzodiazepine per uno stato d'ansia insorto in età giovanile; un modello per lei di "mamma ansiosa, eccessivamente preoccupata, iperprotettiva" e che, tuttavia, riesce a "darle coraggio e a rassicurarla".

Non vengono descritti particolari conflitti familiari; con loro abitano i nonni materni, che necessitano di una particolare assistenza, con un impegno continuo a cui Gina non può sottrarsi dando un aiuto alla madre; lo fa volentieri, ma non nasconde che il peso assistenziale è notevole, anche perché le sottrae tempo e concentrazione allo studio.

L'anamnesi medica è negativa, ha sempre goduto di buona salute, non fuma, ha solo problemi legati al ciclo, una sindrome premestruale che tuttavia il ginecologo non ha mai ritenuto opportuno trattare.

Dal punto di vista psichiatrico ha presentato una prima crisi di panico a 19 anni, tipicamente a ciel sereno e in pieno benessere; si trovava in un ristorante con il proprio ragazzo quando all'improvviso si è sentita male, una forte tachicardia con "fame d'aria" (*avevo la sensazione di non poter respirare*). Il ricorso al pronto soccorso le ha consentito di eseguire un controllo cardiologico, risultato negativo, con successivo invio al medico di famiglia che le ha prescritto una benzodiazepina.

Su indicazione di un suo amico mi ha consultato dopo 4 mesi dalla crisi che ricorda con forte angoscia, tanto da evitare di recarsi al ristorante o in altri luoghi come, ad esempio, l'ufficio postale; al primo colloquio è presente una condizione di ansia, con preoccupazioni riguardo alla possibile insorgenza di altre crisi e un ampliamento delle condotte di evitamento, tanto che nelle ultime settimane sta chiedendo al padre di accompagnarla all'università.

Il quadro clinico psicopatologico iniziale ha evidenziato un elevato stato di ansia con somatizzazioni multiple e sintomi fobici su un livello discreto di autostima; nel complesso emergeva una condizione di disadattamento con ripercussioni sulla funzionalità globale. Si registrava anche un calo del rendimento scolastico legato al timore che un sovraffaticamento di impegni potesse influire sul suo stato d'ansia.

Dal punto di vista organico sono stati eseguiti esami di laboratorio, ivi compresa la funzionalità tiroidea, che hanno dato esito negativo.

Considerata l'entità dei sintomi e la presenza di una buona capacità introspettiva è stato avviato un percorso psicoterapeutico finalizzato al contenimento dei sintomi e al rafforzamento delle funzioni dell'Io.

Si è proceduto alla progressiva sospensione del trattamento benzodiazepinico che si è reso tuttavia necessario – ma solo per 2 settimane – a distanza di 4 mesi per una riacutizzazione del quadro clinico.

Una successiva valutazione del profilo psicopatologico – a distanza di 8 mesi dall'inizio del trattamento – ha registrato un contenimento dei sintomi e un maggiore livello di autostima, con una ripresa sostanziale degli impegni scolastici e sociali.

Si registrano periodi di attivazione ansiosa in occorrenza di eventi traumatici, come la malattia del nonno o di imprevisti, come lo slittamento degli esami per disfunzioni organizzative universitarie; tuttavia l'impegno in positivo verso attività nuove, come l'iscrizione a una palestra, fungono da bilanciamento e da contenimento dell'ansia.

Osservazioni cliniche

L'assetto base della personalità di Gina è ben strutturato, ha una buona capacità introspettiva e una discreta autonomia, si sente una persona fortunata e non riesce a darsi una spiegazione logica a quanto le sta succedendo.

Sono presenti tratti di dipendenza affettiva legati all'ambiente iperprotettivo in cui vive, ma riesce a dirigere con consapevolezza le proprie scelte.

Il funzionamento globale di Gina è buono, studia con interesse e ha ben chiari gli obiettivi della propria vita, dalla scelta degli studi universitari alla condivisione dell'esperienza affettiva con il suo ragazzo; rispetto agli impegni e alle difficoltà familiari non si tira indietro e, paradossalmente, proprio in questi momenti riesce ad essere più forte e determinata.

La presenza dei tratti di dipendenza affettiva sono bilanciati da una buona considerazione di sé e da un livello positivo di autostima; tende, tuttavia, a lasciarsi condizionare da "pensieri autosvalutativi" nei momenti di particolare tensione o stress, riducendo in tali circostanze la propria autoefficacia.

I sintomi ansiosi si presentano soprattutto in occasione dei periodi di stress ed il vissuto principale di Gina è quello di non riuscire a contenere la propria ansia; rispetto alla comparsa dei sintomi prevale l'ansia anticipatoria che favorisce l'adozione di condotte di evitamento. Emerge la tendenza a somatizzare e a regredire in presenza di sintomi anche banali, come un mal di testa o un raffreddore.

Il profilo delle principali aree psicopatologiche mostra – alla prima osservazione – la presenza di uno stato d'ansia con somatizzazione e vissuti fobici con un elevato livello di disadattamento e disagio; discreta l'autostima.

Dopo un anno di terapia l'assetto base dei principali parametri indica un buon livello di funzionamento ed adattamento; si nota una maggiore estroversione che indica una propensione ad intraprendere nuove iniziative associata ad un livello di autostima più elevato.

Commento

Gina è cresciuta in un piccolo paese, affettivamente legata al proprio contesto culturale e alle figure genitoriali, ne segue ogni indicazione, le ritiene importanti, le condivide, tanto da lasciarsi influenzare e condizionare in molti aspetti della vita.

Tale condizionamento è vissuto come positivo in quanto ritenuto importante per la vita e di sostegno nelle scelte fondamentali; di fronte alle difficoltà trova sostegno nell'ambiente familiare, solo il fratello la sprona ad essere più intraprendente ed autonoma. La sua vita affettiva è legata ad un ragazzo col quale è fidanzata da diversi anni, ne parla con molta serenità in quanto il rapporto è tranquillo.

Nel complesso l'ambiente familiare, pur iperprotettivo, è sereno e le scelte fondamentali, come l'indirizzo di studio, sono state assunte in piena autonomia.

Dal punto di vista terapeutico il quesito iniziale è stato se continuare o meno il trattamento con la benzodiazepina a cui Gina aveva associato il controllo dei sintomi con il timore che l'interruzione del trattamento potesse in qualche modo far riemergere la sintomatologia; l'aver optato per la sospensione del trattamento veniva giustificato dalla necessità, in rapporto alla sintomatologia manifestata, di non protrarre *sine die* il trattamento ansiolitico.

Si poteva prospettare un trattamento con farmaci antidepressivi, ma la buona *compliance* di Gina alla psicoterapia e l'andamento del quadro clinico supportavano la decisione di proseguire con il solo trattamento psicoterapeutico.

L'attuale quadro clinico ha confermato le ipotesi iniziali; Gina ha una maggiore consapevolezza delle proprie risorse psicologiche che si contrappongono ad una sua particolare vulnerabilità agli *stressors* in generale; sta investendo molto nello studio ponendosi obiettivi più realistici e cercando di affrontare i problemi universitari con maggiore serenità.

Dal punto di vista psicoterapeutico gli obiettivi del trattamento concordati sono:
- ridimensionamento delle pressioni culturali;
- riequilibrio delle pressioni familiari;
- maggiore autonomia rispetto ad iniziative personali;
- bilanciamento delle risposte agli eventi stressanti;
- gestione degli episodi critici;
- verifica periodica delle problematiche e dei risultati conseguiti;
- rimodulazione periodica degli obiettivi personali.

L'obiettivo fondamentale rimane la stabilizzazione dei risultati ottenuti, il controllo razionale ed emotivo delle crisi d'ansia, il mantenimento di un impegno costante negli studi, anche nei periodi di maggiore stress, il rafforzamento della propria autostima; tutto ciò lavorando soprattutto sulla capacità di Gina di liberarsi dai condizionamenti sociali e familiari imparando a gestire meglio i propri vissuti ansiosi.

8.2 Sandra e Giusy, il senso di colpa

Sandra e Giusy hanno in comune un quadro depressivo insorto a distanza di sei anni per l'una e di due mesi per l'altra da un aborto; prevalgono i sensi di colpa, un profondo stato di abbandono con disinteresse per l'ambiente circostante, difficoltà alla concentrazione, insonnia, astenia e riduzione globale del funzionamento lavorativo, familiare e sociale.

Sandra ha 45 anni, è sposata, lavora in una ditta di pulizie e ha due figlie appena laureate, il marito è bracciante agricolo, una persona mite, accondiscendente, ma poco presente nelle scelte e nelle responsabilità familiari.

La gravidanza è arrivata inattesa, non la si immaginava possibile sia per l'età che per l'irregolarità del ciclo; in un primo momento Sandra sembrava contenta, poi, nel giro di qualche giorno, iniziò a pensare alle difficoltà che avrebbe incontrato, iniziò a vivere un senso di impotenza rispetto alla possibilità di "assicurare un futuro" al nascituro, si considerava oramai avanti negli anni.

Chiese sostegno ad un'amica che le consigliò di abortire, cosa che fece, accompagnata dal marito che restò in disparte, limitandosi ad un ruolo di supporto pratico, ma senza dare alcun sostegno e conforto alla moglie in merito alla decisione assunta; marginale, in tale contesto, anche il ruolo delle figlie che dal racconto di Sandra non appare significativo.

"Da qualche mese, vedendo i ragazzi andare a scuola ho iniziato a pensare che mio figlio ora poteva essere uno di loro, ho iniziato così ad isolarmi, a vivere forti sensi di colpa, a capire che dovevo portare avanti la gravidanza, che non c'erano validi motivi per abortire".

Il quadro clinico è diventato progressivamente pervasivo tanto da preoccupare il suo medico di famiglia che richiedeva un consulto psichiatrico.

Dal colloquio iniziale emergeva un quadro depressivo di moderata gravità e con marcata riduzione del funzionamento globale tanto da rendere necessario il ricorso a una terapia antidepressiva; si riteneva anche opportuno un approccio psicoterapeutico finalizzato alla comprensione delle dinamiche psicologiche sottese al quadro clinico.

Il trattamento antidepressivo, ad un anno di controllo, è ancora in atto e si ritiene debba ancora proseguire, mentre il trattamento psicoterapeutico è durato circa sei mesi; Sandra sta bene e ha ripreso le normali attività, rimodulando anche il rapporto con il marito e le figlie che in seguito all'evento depressivo hanno rivalutato la figura materna e stretto un rapporto di maggiore condivisione delle problematiche familiari.

Giusy ha invece 40 anni, è nubile, lavora come segretaria in un istituto scolastico, ha due fratelli sposati che vivono non lontano dal suo paese di origine, il padre è morto quando lei aveva 15 anni in seguito a un incidente automobilistico; ora è ritornata a vivere con la madre, dopo 10 anni di convivenza con un uomo che ha lasciato 3 mesi fa, dopo l'ennesimo litigio.

Il rapporto con Antonio, più grande di lei di 15 anni, negli ultimi tempi era scaduto, non condividevano più nulla e lei non riusciva più ad accettare il suo stile di vita: gioco d'azzardo, irritabilità e abuso di alcolici.

> "Quando mi sono ritrovata incinta ho temuto per il mio futuro, mi sono ritirata in me stessa ed ho preso la decisione di ritornare da mia madre, ma ho abortito all'insaputa di tutti, forse avrei dovuto consigliarmi con qualcuno ed oggi sono divorata e distrutta dai sensi di colpa".

Il quadro clinico di Giusy è pressoché sovrapponibile a quello di Sandra, le accomunano i sensi di colpa che appaiono determinanti e prevalenti rispetto ai vissuti depressivi; in entrambe vi è l'apatia, l'insonnia e la mancanza di speranza rispetto al futuro, rispetto a "un danno irrimediabile".

Giusy ha abortito quattro mesi fa e il quadro depressivo è iniziato con un progressivo ritiro dalla vita sociale, con un ritorno a casa della madre, senza aver chiesto più nulla ad Antonio e senza avergli dato alcuna spiegazione.

La decisione di abortire è stata meditata e sofferta, la terrorizzava l'idea di un eventuale matrimonio o comunque non sopportava più la prospettiva di vivere accanto a un uomo che per lei era diventato una continua fonte di sofferenza psicologica. Aveva preso consapevolezza della sua dipendenza affettiva, della sua immaturità e della sua incapacità, già nel passato, di rompere la relazione.

L'aborto è stato vissuto come una "liberazione", come l'unica scelta possibile rispetto a una situazione non più tollerata e gestibile.

Pur in presenza di un quadro depressivo di moderata gravità e con riduzione del funzionamento globale, si è deciso di intraprendere un percorso psicoterapeutico, riservando la prospettiva di un aiuto farmacologico solo in un secondo momento.

La terapia psicologica, a cadenza settimanale, è durata un anno, con piena remissione del quadro clinico ed un ritorno alle normali attività lavorative e sociali; Giusy

8

ora ha una maggiore consapevolezza delle proprie risorse e sta lavorando per riformulare i propri obiettivi esistenziali.

Osservazioni cliniche

Sandra e Giusy hanno in comune molte caratteristiche di personalità, appaiono remissive e insicure, ma capaci di essere determinate rispetto a certe assunzioni di responsabilità; le accomuna il senso di solitudine interiore, l'immaturità affettiva e la difficoltà a cogliere e gestire le emozioni più importanti.

Per Sandra il rapporto con il marito era monotono, privo di stimoli, si sentiva trascurata e non considerata, non ne riceveva alcun sostegno; per Giusy invece il vissuto di solitudine nasceva dai continui litigi, dal fatto che Antonio non la rispettava e non la considerava.

In entrambe appare chiara l'incapacità di cogliere le proprie emozioni e di elaborarle in modo corretto, tanto che nel momento di decidere per l'aborto, entrambe hanno adottato un percorso decisionale difensivo, razionale.

Tuttavia, sostanzialmente, entrambe presentano una solida e valida struttura di personalità.

Sia Sandra che Giusy hanno presentato una compromissione del funzionamento mentale, ma limitatamente al periodo di malattia, in fase depressiva acuta; con la remissione clinica del quadro depressivo vi è stato un ritorno alle normali attività.

La presenza di sensi di colpa è la caratteristica principale del quadro depressivo esaminato, vi è la consapevolezza di non aver saputo tutelare la vita in contrasto entrambe con il proprio credo religioso, di aver fatto prevalere interessi personali rispetto ad una condotta altruistica e di tutela di un "essere vivente".

La dimensione depressiva appare legata ad una scelta consapevole di cui ora ci si pente e ad un senso di vuoto e di isolamento sociale vissuto nel momento della scelta che ha ridotto la prospettiva futura di "poter sostenere" una responsabilità di gran lunga maggiore, come quella di crescere un figlio.

Commento

I casi di Sandra e Giusy inducono a riflettere sulla diversità, rispetto a una stessa diagnosi, codificata come Disturbo Depressivo NAS, della condotta terapeutica con la prescrizione immediata di un antidepressivo a Sandra e favorendo una terapia psicologica di sostegno e la sola psicoterapia a Giusy.

Nel primo caso gli obiettivi principali dell'intervento sono stati indirizzati ad un contenimento dei sintomi, alla remissione del quadro clinico e a una ridefinizione dei rapporti familiari; l'assetto familiare di Sandra è stabile, ben strutturato e non è mai stato messo in discussione il rapporto con il marito.

Per Giusy il superamento della crisi impone scelte di vita successive e quindi vi è una maggiore necessità di comprendere in quale direzione focalizzare gli sforzi e gli investimenti affettivi futuri; vi è un dinamismo psicologico maggiore, una propensione al futuro diversa rispetto a Sandra, vi è la necessità di definire con maggiore puntualità gli obiettivi fondamentali della vita.

La dimensione depressiva attraversa la vita di Sandra e Giusy come un momento di profonda riflessione esistenziale, rilanciando i propri progetti di vita; per Sandra la prescrizione dell'antidepressivo ha contribuito in modo notevole alla remissione e alla stabilizzazione del quadro clinico. Il suo livello introspettivo, la comparsa spontanea dei sintomi in rapporto a vissuti soggettivi rievocativi di un trauma occorso anni prima, l'assetto familiare e la sua età hanno contribuito a tale scelta. Sandra ha infatti interrotto il trattamento psicologico non appena si è sentita meglio non ritenendolo più necessario; si sta comunque già prospettando anche la sospensione del trattamento antidepressivo.

8.3 La responsabilità impossibile

Claudio ha 63 anni e gli mancano pochi anni al pensionamento, è sposato e ha due figli, uno dei quali vive in un'altra città per motivi di lavoro; è dirigente con funzioni apicali di un ente pubblico, nomina soggetta ad avvicendamenti politici.

> "Mentre fino a qualche anno fa il mio era un ruolo stabile, ora, con le nuove normative, è legato ad un rapporto 'di fiducia' con l'amministrazione e con i politici che la rappresentano; ciò vuol dire che le scelte operative possono essere condizionate dal 'politico di turno' e che, a volte, le pressioni per operare una scelta piuttosto che un'altra possono anche essere molto forti".

Claudio ha un curriculum di tutto rispetto, ha condotto una carriera onorata e ricca di soddisfazioni, anche di momenti di tensioni, come l'aver dovuto subire un processo per presunte irregolarità amministrative a lui imputate, finito – dopo circa dieci anni – in una sentenza con assoluzione completa in quanto i fatti a lui contestati non costituivano reato.

Ora si vede come in trappola, gli mancano pochi anni alla pensione, ma ritiene che le pressioni politiche che sta subendo sono tali da causargli uno stato d'animo impossibile da gestire. Si sente svuotato, logorato, stanco, di notte non dorme e al mattino fa fatica ad alzarsi, la prospettiva di andare a lavoro gli incute ansia e tristezza, sente di non avere più la forza per far fronte ai problemi che si ritrova a gestire e sta maturando l'idea di rappresentare le proprie dimissioni.

In passato non ha mai avuto problemi simili, ha sempre lavorato con impegno e assertività collaborando con i propri dirigenti con onestà e facendo valere le proprie ragioni; ora ritiene di non essere più in grado di far fronte alle pressioni che riceve e che potrebbe trovarsi da un momento all'altro a doversi assumere delle responsabilità per decisioni che contrastano con la propria morale.

È disposto quindi a rinunciare alla sua funzione per tornare a svolgere mansioni ordinarie, a non avere più responsabilità, sente di aver perso il controllo della situazione a fronte di un livello elevato di stress; dimettendosi dall'incarico Claudio ritiene di poter tornare ad una situazione di tranquillità ed in ciò è sostenuto dalla moglie che gli fa presente come non valga più la pena di lottare nei "confronti di un sistema disfunzionale e costrittivo".

Dal punto di vista clinico la sintomatologia è caratterizzata da insonnia, apatia, facile distraibilità e difficoltà alla concentrazione, irrequietezza e depressione del tono dell'umore; ciò limita solo parzialmente il suo livello di funzionamento anche se prevale un forte vissuto di impotenza rispetto all'attuale situazione lavorativa. Sta anche vagliando altre prospettive, come chiedere un trasferimento in altra sede.

L'anamnesi è negativa per patologie psichiatriche, fisicamente sta bene, non vengono riferite pregresse patologie se non un quadro ipertensivo in trattamento farmacologico da circa otto anni.

Si è deciso di affrontare tali problematiche dal punto di vista psicologico, anche per l'asserita avversità di Claudio a qualsiasi intervento di tipo farmacologico.

Osservazioni cliniche

Claudio ha una forte personalità, la sua storia è indicativa di chi ha saputo nel tempo conservare un impegno costante, sacrificando se stesso e in molte occasioni anche la famiglia che, tuttavia, rappresenta un punto di riferimento preciso.

L'attuale stato psicologico contrasta con la sua storia, si descrive come una persona precisa, orgogliosa, con un forte senso del dovere; ha sempre goduto di una propria autonomia decisionale e sia in famiglia che sul lavoro ha saputo dare un'impronta personale che, tuttavia, in certi momenti è forse stata del tutto sproporzionata rispetto ai problemi presenti. Ciò denota una certa rigidità mentale, una difficoltà a mediare e ad ascoltare le esigenze altrui, una tendenza ad imporre a se stesso e agli altri determinati comportamenti o scelte. E forse l'allontanamento da casa del primo figlio è dovuto a contrapposizioni di punti di vista non condivisi.

Il funzionamento globale di Claudio è, allo stato, adeguato, vi è una ottimale gestione delle problematiche del quotidiano e una discreta capacità di controllo delle diverse aree di responsabilità da lui coordinate. Ciò che lo spaventa e lo limita è l'assunzione di iniziative di contrasto rispetto a "presunte pressioni politiche" di cui negli ultimi mesi si sente oggetto.

Il vissuto prevalente di Claudio rispetto ai sintomi è rappresentato da uno stato di impotenza, di rassegnazione, di rinuncia alla funzione dirigenziale, a tutto ciò che ha conquistato sino ad oggi in funzione di una tranquillità esistenziale.

È come se avesse perso la forza o le motivazioni per affermare i principi che ha sempre cercato di professare e di mettere in pratica.

Commento

La storia di Claudio presenta una serie di interrogativi che dal punto di vista clinico non sono semplici da dirimere; l'anamnesi negativa per patologie psichiatriche fa riflettere sull'attuale quadro sintomatologico in quanto non si riesce a giustificare l'esordio di una depressione in un soggetto che si presume – così come evidenziato in sede anamnestica – abbia affrontato in più occasioni avversità e periodi difficili dal punto di vista professionale.

Non risultano altri momenti di cedimento, bensì Claudio negli anni ha ricoperto ruoli di elevata responsabilità gestendoli in modo egregio.

Ci si può quindi chiedere:

- L'attuale condizione depressiva è reattiva ad una "costrittività organizzativa" insolita, di "maggiore impatto" rispetto a quelle vissute in passato o è il quadro depressivo che rende l'osservazione dei fatti esterni più tragica? È verosimile che la depressione di Claudio possa avergli alterato la percezione della realtà interna ed esterna facendolo sentire inadatto, incapace a gestire le problematiche che gli si presentano?
- Lo stress continuo sperimentato nel corso degli anni da Claudio può averlo indotto oggi a cercare e desiderare un futuro, anche immediato, più sereno? I vissuti depressivi possono essere lo spunto per "rinunciare" a una vita di tensione e scegliere uno stile di vita più consono a un desiderio di vivere con maggiore serenità?
- I problemi cognitivi (facile distraibilità, difficoltà alla concentrazione) potrebbero rappresentare l'esordio insidioso di un quadro demenziale? Molte forme di demenza iniziano con manifestazioni psichiche depressive che possono anticipare anche di alcuni anni la comparsa di un tipico quadro demenziale.

La prescrizione di un antidepressivo appare giustificata, ma non è condivisa, per cui si sceglie e si concorda un breve periodo di osservazione durante il quale non operare alcuna scelta sul versante professionale; ha ancora un arretrato consistente di ferie maturate, per cui può anche assentarsi a periodi alterni dal lavoro e, nel contempo, valutare con attenzione ogni altra opportunità o scelta.

In ogni caso gli sono state prescritte alcune indagini cliniche (esami ematochimici di ruotine, funzionalità tiroidea) e strumentali (ECG, TAC cerebrale) per valutare le sue condizioni fisiche.

8.4 Stile di vita e comportamento

"Al momento della dimissione il quadro clinico è praticamente sovrapponibile a quello dell'ingresso. La paziente appare serena, riferisce di aver tratto beneficio dalla frequentazione dei gruppi. Maggiore appare l'insight di malattia. La terapia farmacologica risulta ben tollerata. Persiste, seppur attenuata, lieve quota di ansia psichica al ritorno a casa".

Dopo 1 mese di ricovero presso un centro specialistico per disturbi neuropsichiatrici Sofia torna a casa; è stato il suo primo ricovero resosi necessario in seguito ad una crisi di agitazione psicomotoria dopo l'ennesimo litigio con il marito che circa sei mesi fa ha chiesto la separazione. Sofia ha 2 figli, insegna matematica e ha 42 anni, non ha accettato la crisi coniugale e la richiesta di divorzio del marito che è andato a vivere con un'altra donna:

8

"Non mi aspettavo di dover buttare al vento quindici anni di matrimonio, mi ero resa conto che negli ultimi anni le cose non andavano molto bene, ma non avrei mai immaginato di ritrovarmi da sola. Non accetto la separazione e gliela farò pagare, non intendo rinunciare a niente, ma non so da dove iniziare".

Sofia ha dentro di sé molta rabbia e ancora non se la sente di tornare a lavorare; alla dimissione le è stata prescritta una terapia con uno stabilizzante del tono dell'umore, un antidepressivo, un ipnoinducente, un antipertensivo, un betabloccante e le è stata formulata la seguente diagnosi: Depressione NAS, Disturbo da Abuso di Sostanze e di Alcol, Ipertensione Arteriosa.

Le viene consigliata anche una psicoterapia, motivo per il quale mi ha consultato.

L'anamnesi è negativa per patologie fisiche e psichiche, ha sempre goduto di buona salute e l'esordio della sintomatologia depressiva con abuso di alcolici e analgesici coincide con la crisi coniugale.

Dopo l'abbandono da parte del marito ha iniziato a essere irritabile, aumentare il consumo di sigarette, ad assumere analgesici perché si sentiva "la testa pesante" e "pulsante", abusare di alcolici per "poter dormire".

Tale sintomatologia si è progressivamente accentuata fino a rendere necessario il ricovero ospedaliero; Sofia aveva anche interrotto, per malattia, l'attività lavorativa, non riuscendo più a concentrarsi e a lavorare con serenità. Era stato lo stesso preside dell'Istituto a consigliarle un "periodo di riposo".

Sofia non ha consapevolezza dei propri disturbi, attribuisce il tutto alle vicende della vita e fa fatica a mettersi in discussione; non riesce a darsi una spiegazione plausibile rispetto al suo comportamento che sta compromettendo il suo funzionamento con inevitabili e gravi ripercussioni sia familiari che lavorative.

Vincenzo è un noto imprenditore edile di 50 anni, sposato con quattro figli che da circa otto mesi ha iniziato ad avere un rapporto conflittuale con la moglie e con il primo figlio con violenti litigi e *acting-out* eteroaggressivi.

La sua anamnesi è negativa, ha sempre goduto di buona salute e si descrive come una persona "vivace, serena, che si è sempre assunta le responsabilità della vita"; dallo scorso anno è in terapia con un antipertensivo ed un farmaco per il colesterolo, le sue abitudini di vita si sono modificate nel corso degli anni fino ad avere un incremento ponderale di circa 30 kg, a fumare più di 40 sigarette al giorno e abusare di alcolici. Non sembra che vi siano al momento ripercussioni sull'impresa che, nonostante questo periodo di crisi generale, sta ottenendo ottimi risultati.

"Non capisco perché a casa mi giudichino male, abbiamo una buona posizione economica che rende possibile un tenore di vita elevato, eppure non sono mai contenti; se proprio devo essere io il "matto" della famiglia vuol dire che va bene così...".

Vincenzo non ha consapevolezza dei propri disturbi, mi viene inviato dal suo medico di famiglia ed è in terapia da circa 5 mesi, su consiglio di uno psichiatra, con uno stabilizzante del tono dell'umore, un antidepressivo e una benzodiazepina, farmaci che dice di assumere regolarmente.

L'esordio del quadro clinico avviene in seguito all'abbandono scolastico da parte del figlio che, ritiratosi dalla scuola, trascorre gran parte del tempo a casa durante il giorno e in discoteca la sera per rientrare a notte fonda; anche la malattia della moglie, che lo scorso anno ha subito un intervento per un meningioma, ha influito. È andato tutto bene, la prognosi è buona, ma Vincenzo non accetta l'idea che "possa succedere qualcosa alla moglie a cui è fortemente legato".

Osservazioni cliniche

Sofia e Vincenzo hanno in comune modalità comportamentali insorte nell'arco di un anno e che progressivamente stanno compromettendo il loro benessere: entrambi temono l'abbandono e hanno paura di affrontarne le conseguenze. Presentano entrambi un profilo di personalità caratterizzato da immaturità affettiva, dipendenza, marcata estroversione e tendenza a reagire negativamente, con depressione, agli eventi della vita.

Ma l'aspetto più marcato è la presenza di caratteristiche alexitimiche, un'incapacità a decodificare il proprio vissuto emotivo, a riconoscere le proprie emozioni che diventano esplosive ed incontrollabili, fino a generare situazioni conflittuali esasperate che hanno determinato l'assunzione di uno stile di vita disfunzionale.

Il funzionamento globale di Sofia è diventato disfunzionale su tutte le aree, sia a livello familiare che lavorativo, ha progressivamente perso la capacità di gestire il quotidiano lasciandosi andare a condotte autodistruttive come l'abuso di alcolici; il ricovero in clinica non le ha, al momento, consentito di riprendere l'impegno scolastico né di metabolizzare in modo costruttivo la separazione con il marito; la madre è dovuta intervenire per prendersi cura dei figli.

Vincenzo ha invece conservato una discreta capacità di gestire l'impresa, il suo comportamento autoritario e le sue ambizioni professionali sono elevate; l'impresa rappresenta il suo mondo, per cui ha l'autorità che gli consente di impartire ordini e di prendere qualsiasi decisione senza la necessità di consultare nessuno. Ha perso invece il controllo in ambito familiare dove gli eventi occorsi hanno evidentemente frantumato un equilibrio che fino a quel momento garantiva un apparente clima di serenità.

Ciò che fondamentalmente colpisce è la tranquillità con cui Sofia e Vincenzo parlano dei propri problemi; entrambi asseriscono di avere un controllo della situazione, ma i vissuti emotivi appaiono coartati e difficili da decodificare. A volte si ha l'impressione di un profondo distacco tra le problematiche vissute e la consapevolezza di doverle affrontare, sembra quasi che i problemi appartengono agli altri. Proiettano le proprie ansie giustificando il proprio comportamento quale naturale e inevitabile conseguenza del comportamento degli altri. Sono gli altri che devono adeguarsi ed essere comprensivi nei loro confronti.

I vissuti sintomatici appaiono quindi frammentati, legati alla contingenza del disagio, alla crisi di agitazione o all'ebbrezza alcolica, ma senza quella consapevolezza di fondo che possa fungere da spinta motivazionale al cambiamento.

La loro aggressività è agita colpevolizzando gli altri con i quali non riescono ad avere un confronto relazionale adeguato.

8

Commento

Sofia, dopo una fase iniziale di apparente benessere, ha interrotto l'intervento psicoterapeutico ritenendolo inutile, convinta di potercela fare con le proprie forze e di poter controllare con la volontà il suo comportamento; non ha un progetto futuro rispetto alla propria vita e non riesce ad accettare la realtà compromettendo anche le relazioni (sia familiari, con i figli che con i colleghi di lavoro e gli amici) da cui potrebbe invece trarre sostegno e beneficio. L'aderenza alla terapia farmacologica è scarsa ed autogestita in modo inappropriato.

Vincenzo prosegue invece il trattamento farmacologico e quello psicoterapeutico, ma quasi per compiacere la famiglia e per assolvere ad un dovere; in realtà ha una grande difficoltà a decodificare le proprie emozioni e a relazionarsi con i propri familiari in modo costruttivo.

La presenza di caratteristiche alexitimiche rende difficile il compito del terapeuta che si trova a dover gestire un mondo emotivo inesplorato; l'isolamento affettivo di questi pazienti rende anche problematico il coinvolgimento di altre figure familiari nel *setting* terapeutico che potrebbe favorire la rimodulazione dei processi comunicativi interpersonali.

In questi casi l'obiettivo del trattamento è di concentrarsi sui processi di consapevolezza emotiva del paziente per renderlo capace di strutturare pensieri più adeguati alla realtà; ciò non è facile ed occorre molta pazienza e tolleranza a causa dei vissuti di impotenza terapeutica che tali pazienti possono suscitare nel terapeuta.

A parte la difficoltà insita nel modulare una relazione empatica valida, l'occorrenza di *acting-out* etero o autoaggressivi o la pervasiva tendenza a reiterare comportamenti disfunzionali possono compromettere ogni sforzo terapeutico.

8.5 Sapersi ritrovare

Giulia ha 50 anni, vive da sola e lavora in una pubblica amministrazione, di recente ha perso la sorella di 30 anni per un incidente automobilistico, mentre è ancora viva la perdita della madre, morta da circa un anno dopo una lunga malattia di cui si è fatta carico. Attualmente ha una relazione – che dura da 5 anni – con un uomo sposato, non ha mai pensato al matrimonio e in passato ha sempre avuto relazioni di breve durata.

> "Non ho mai accettato l'idea di vivere con una persona e quando la relazione diventa troppo impegnativa preferisco lasciar perdere, un impegno stabile mi renderebbe troppo nervosa, non riuscirei ad accettarlo. Ho bisogno di sentirmi libera, anche se poi nella vita quotidiana mi carico di tanti problemi ed è questo il motivo per cui sto male".

Da alcuni anni soffre di disturbi dello spettro ansioso-depressivo a prevalente espressività somatica, ha praticato diverse terapie farmacologiche ottenendo brevi periodi di relativo compenso clinico; ha una disfunzione tiroidea che cura con terapia specifica e fuma oltre 20 sigarette al giorno. Il suo peso attuale è di 86 kg, contro i 58 kg di dieci anni prima.

Ammette di essersi lasciata andare, di "non avere più cura di se stessa", sia per le tante vicende familiari che per quelle lavorative; proprio per gli impegni familiari ha dovuto anche rinunciare ad un incarico dirigenziale che le avrebbe comportato un impegno di orario e responsabilità tale da non consentirle di assistere adeguatamente la madre.

L'ultima terapia prescritta e che assume da circa sei mesi, comprende un antidepressivo e due benzodiazepine.

La sintomatologia prevalente è caratterizzata da una sensazione diffusa di malessere, di "stanchezza generale", di "sensazioni di sbandamento", con difficoltà a concentrarsi e vuoti di memoria, insonnia (o meglio, sensazione di "non aver dormito bene"), palpitazioni e fatica a svolgere le attività quotidiane.

Osservazioni cliniche

La personalità di Giulia è caratterizzata dalla presenza di un elevato grado di autonomia psicologica, una buona strutturazione dell'Io e una difficoltà a vivere in modo adeguato gli affetti e le relazioni sociali.

Al buon livello di autostima si contrappone un'immagine ideale che richiama aspetti di delusione rispetto al passato nel confronto con il tenore di vita che poteva permettersi quando il padre era vivo e quello seguito alla sua morte. Il padre, morto a 50 anni (lei ne aveva 19), gestiva un'impresa edile che con la sua morte è fallita, con gravi ripercussioni economiche sulla famiglia.

A fronte della sintomatologia manifesta, il funzionamento globale di Giulia è buono, anche se fatica a gestire bene il quotidiano; riesce anche ad essere di sostegno ai familiari; sul lavoro ha uno spazio proprio che gestisce in piena autonomia, ciò è fonte di gratificazione anche se è consapevole che, avendo dovuto rinunciare all'incarico dirigenziale che le fu proposto, deve "accontentarsi" delle mansioni attuali.

Ha recentemente difficoltà relazionali con il compagno, anche se trascorre molto tempo con lui (*È sposato, ma non ha figli, e ha piena libertà di muoversi*), da un lato lo vorrebbe più presente nella sua vita, dall'altro teme di perdere la "propria libertà".

L'espressività somatica dei sintomi ha indotto Gina a sottoporsi a regolari controlli clinici che in sostanza hanno confermato una condizione di buona salute; emerge tuttavia la necessità di una maggiore attenzione al proprio corpo che ora non riesce più ad accettare.

L'obesità, il fumo di sigarette, due ernie discali a livello cervicale e la menopausa rappresentano delle condizioni che inducono uno stato di sofferenza che Gina non riesce a gestire in modo adeguato, tanto che iniziano a manifestarsi preoccupazioni ipocondriache rispetto al proprio stato di salute.

La preoccupazione principale è data tuttavia da una sensazione di "inerzia psicologica" che le toglie quella vitalità che ha sempre avuto, anche nei momenti più difficili della sua vita.

8

La valutazione psicometrica delle principali aree psicopatologiche non mostra particolari deviazioni dalla media, il livello di autostima risulta invece elevato.

Commento

La sintomatologia in atto, pur creando una condizione di disagio e sofferenza, non compromette la funzionalità globale di Gina, ma ha un impatto negativo sulla sua qualità di vita.

Per ciò che concerne il trattamento farmacologico il primo obiettivo – raggiunto nell'arco di due mesi – è stato quello di sospendere con gradualità l'assunzione delle benzodiazepine in quanto non sono giustificate né la contemporanea assunzione di due molecole né una terapia protratta nel tempo senza giusta motivazione; successivamente – a distanza di sei mesi dall'inizio del trattamento psicoterapeutico – è stato possibile sospendere anche l'assunzione dell'antidepressivo.

In realtà, ridefinendo la storia clinica della paziente, la prescrizione della terapia farmacologica è stata fatta sulla scorta della sintomatologia clinica, non dei vissuti psicologici, né in rapporto alla significatività clinica e nosografica dei sintomi.

In ambito specialistico la prescrizione dei farmaci avviene spesso sulla base di un colloquio clinico che mediamente dura venti minuti o meno; ciò contrasta con l'esigenza di un approccio più cauto, ma fondato su una diagnosi di profondità che richiede più tempo e maggiori osservazioni.

Dal punto di vista psicoterapeutico gli obiettivi del trattamento sono stati basati sulla necessità di:
- rimodulare i sintomi e stabilizzare il quadro clinico;
- riacquistare uno stile di vita funzionale (riduzione del fumo di sigaretta e adozione di uno stile alimentare adeguato);
- rileggere il passato per favorire nel presente un livello più alto di autoconsapevolezza rispetto ai propri vissuti emotivi;
- riprendere l'attività sportiva (Giulia non frequenta più la palestra da circa sei anni);
- migliorare la qualità della vita e le performance cognitive;
- individuare le aree principali su cui investire in futuro;
- garantire un feedback periodico dei risultati conseguiti.

Il caso clinico in esame sottolinea l'importanza di individuare – al di là dei sintomi – gli aspetti profondi della personalità che facilitano l'insorgenza della sintomatologia, di andare ad esplorare oltre il sintomo in quanto l'adozione esclusiva di trattamenti farmacologici può non sortire gli effetti clinici desiderati. Gli strumenti diagnostici in uso evidenziano la necessità di comprendere bene il profilo di personalità del soggetto e di valutare la sua funzionalità globale.

La sola presenza di una sintomatologia psichica – in assenza di una compromissione del livello di funzionamento – non giustifica tout-court la prescrizione di farmaci che può essere indicata solo quando la sintomatologia ha un preciso significato clinico.

Non rispettare tali parametri favorisce l'utilizzo non appropriato dei farmaci (sia rispetto alle indicazioni che ai tempi di somministrazione) e compromette la possibilità di instaurare un trattamento psicoterapeutico mirato alla valorizzazione delle risorse psicologiche del paziente.

8.6 L'angoscia del post-partum

Stefania ha 33 anni e ha partorito 4 mesi fa, è la seconda gravidanza portata a termine, il primo figlio ha 3 anni. È sposata e lavora come cassiera in un supermercato, fuma circa 20 sigarette al giorno ed è in sovrappeso.

L'anamnesi è negativa per patologie fisiche e psichiche e non vi sono particolari conflittualità familiari.

> "Mi sento impazzire, ho dei forti mal di testa, sono continui, non mi fanno riposare e non mi consentono di accudire mia figlia... sono stanca, tesa, non ho più appetito, mi sento crollare il mondo addosso".

L'esordio del quadro clinico è successivo al parto, si è verificato dopo circa dieci giorni con una cefalea persistente e con sintomi dello spettro ansioso, ma soprattutto con una grossa angoscia che la rende irrequieta e incapace di stare ferma. Sta abusando di analgesici – sia per somministrazione orale che intramuscolo - che si autogestisce, ritenendoli l'unico rimedio e sollievo al suo malessere.

Dal punto di visto fisico ha contratto una bronchite per la quale – al momento della prima visita – sta assumendo da circa 3 giorni cortisonici ed un antibiotico su indicazione del medico di famiglia. I frequenti ricorsi al pronto soccorso per cefalea si risolvono con la somministrazione di un analgesico ed il rinvio della paziente al proprio medico.

Dal punto di vista anamnestico si registra un analogo episodio di crisi cefalalgiche dopo la prima gravidanza risoltosi nel giro di qualche settimana, senza aver richiesto particolari indagini o trattamenti. L'esame neurologico è negativo.

Dopo una valutazione clinica le sono stati prescritti un antidepressivo e una benzodiazepina; aveva già sospeso l'allattamento in seguito all'insorgenza della bronchite.

Per Patrizia invece con il parto si è sviluppato un quadro depressivo caratterizzato da profonda astenia, difficoltà alla concentrazione, insonnia, disinteresse per l'ambiente circostante e incapacità di gestire il neonato (vissuti di profonda inadeguatezza), stato di abbandono e sensi di colpa. È tuttavia prevalente un'espressività somatica dei sintomi con algie diffuse e tachicardia. Patrizia ha 25 anni e ha sempre goduto di buona salute, il marito lavora in un'altra città e lei vive con la sorella che in questo periodo si prende cura di lei.

> "Non riesco a far niente, mi sento spenta, inadeguata, non sopporto mia figlia che piange, non ho voglia di vedere nessuno, trascorro la mia giornata sul letto, per fortuna mia sorella mi sta aiutando, mi sento molto male soprattutto al mattino, l'idea di affrontare una nuova giornata mi terrorizza".

Anche Patrizia ha fatto ricorso in più occasioni al pronto soccorso per dolori al

petto associati a tachicardia, ma dopo una valutazione delle condizioni organiche, le
è stato prescritto del valium che sta assumendo a dosi sempre crescenti e senza attenersi alla prescrizione medica. Per tali motivi il medico di famiglia richiede una
consulenza psichiatrica.

A Patrizia è stato sospeso l'allattamento e prescritta una terapia con un antidepressivo ed una benzodiazepina.

Osservazioni cliniche

L'analisi delle caratteristiche di personalità di Stefania e Patrizia mette in evidenza la presenza di tratti di dipendenza affettiva, insicurezza, estroversione, ansia, demoralizzazione e scarsa autostima; appaiono fragili, dipendenti dalle figure genitori-
riali a cui fanno riferimento per qualsiasi decisione, motivo, per entrambe, di contrasto con il coniuge.

La componente ansiosa è più marcata per Stefania che vive l'attuale esperienza
come una "accentuazione" del suo carattere, si definisce "ansiosa, irrequieta e iperattiva"; per Patrizia la depressione appare invece come una frattura rispetto al passato, "si sente diversa", dice di "non essere mai stata così e di non riconoscersi".

Per ciò che concerne la valutazione del funzionamento globale, sia Stefania che
Patrizia non riescono in tale fase a gestire il quotidiano e hanno bisogno di assistenza continua, entrambe non allattano più e vengono aiutate dai familiari nelle faccen-
de domestiche e nella cura dei figli. Stefania è iperattiva, non riesce a stare da sola,
è continuamente alla ricerca di sostegno, ha chiesto al marito di non andare a lavorare per farle compagnia, mentre Patrizia preferisce starsene da sola, non riesce
neanche a stare con il figlio, non si sente in grado di "essere una buona mamma".

I sintomi presenti sono indicativi di un quadro depressivo con una notevole
espressività somatica e con vissuti diversi; in Stefania prevale l'ansia e la preoccupazione per il futuro, è iperattiva, angosciata e, nel tentativo di arginare la sofferenza fisica, assume farmaci – soprattutto analgesici – senza alcun controllo medico. È
presente una polarizzazione ipocondriaca e uno stato di *iperarosusal psicofisico* che
la spinge a chiedere assistenza al marito e il ricorso a cure mediche.

Patrizia tende invece a isolarsi, a ritirarsi nel proprio mondo, a non interagire con
gli altri, prevale l'apatia e uno stato di malessere generale con una sintomatologia
algica soprattutto a livello lombare; ciò la induce ad assumere ansiolitici e analgesici senza alcun controllo medico. La presenza di un senso di impotenza associato a
un rallentamento ideativo rende il colloquio difficile e faticoso, alimentando anche
nel clinico gli stessi vissuti di impotenza.

Commento

La psicopatologia del post-partum è di frequente osservazione nella pratica clinica,
è molto variabile e pone una serie di interrogativi talvolta difficili da gestire; l'esordio,
insidioso o acuto, pone in ogni caso problemi di diagnosi differenziale, impone molta

cautela e richiede indagini di laboratorio o strumentali e una consulenza neurologica.

Stefania ha una bronchite, assume farmaci, ha avuto degli episodi febbrili non ancora del tutto risolti e soffre di crisi cefalalgiche intense; i dubbi da dirimere sono molti e non si può ignorare la possibilità di alcune patologie, come una meningite o una encefalite.

L'osservazione clinica è avvenuta in un contesto di acuzie in cui occorre contenere il disagio ed instaurare un percorso diagnostico e terapeutico. Le sono state richieste alcune indagini di laboratorio e una RMN dell'encefalo che sono risultate negative. Il monitoraggio della terapia antibiotica e cortisonica – in rapporto al quadro clinico - è stato effettuato dal suo medico di famiglia.

La prescrizione dell'antidepressivo e dell'ansiolitico ha consentito l'immediato controllo dell'ansia ed il successivo riequilibrio dell'umore; il quadro clinico si è risolto nell'arco di tre mesi e la paziente ha sospeso di propria iniziativa ogni terapia con una completa remissione del quadro clinico.

Per Patrizia la terapia ha iniziato a sortire gli effetti desiderati molto lentamente e anche per lei le indagini eseguite (esami di laboratorio, TAC encefalo) non hanno evidenziato alcuna patologia; i primi effetti positivi dell'antidepressivo sono comparsi dopo circa 25 giorni di terapia ed è stato possibile sospendere la benzodiazepina dopo 4 mesi di trattamento.

Tuttavia la terapia antidepressiva è proseguita per 16 mesi; ad essa è stata associata – dopo cinque mesi di terapia, allorquando le condizioni cliniche lo hanno consentito – una psicoterapia tuttora in corso.

Patrizia ora sta bene, ma permane una sfumatura depressiva che ancora non le consente di "ritenersi guarita"; l'antidepressivo è stato sospeso gradualmente, non si sono avuti effetti rimbalzo e la buona relazione instaurata con la terapeuta consente un costante monitoraggio del quadro clinico.

Dal punto di vista clinico non sempre è facile individuare il momento opportuno per iniziare o sospendere un trattamento ansiolitico e/o antidepressivo, per iniziare o associare una terapia psicologica; è importante in ogni caso assicurarsi un monitoraggio continuo del quadro clinico e concordare ogni decisione con il paziente. Particolare attenzione va rivolta alla diagnosi differenziale per la potenziale presenza di patologie organiche con sintomatologia psichica, talvolta anche in *comorbilità*.

Per la diversità dei quadri clinici esposti gli interventi hanno necessariamente seguito strade diverse, nel primo caso l'obiettivo fondamentale è stato quello di arginare l'acuzie, mentre nell'altro caso è stato possibile avviare un trattamento psicologico più profondo.

Pur con le medesime caratteristiche di personalità Stefania e Patrizia presentano capacità introspettive completamente diverse, fattore che ha condizionato l'evoluzione del rapporto terapeutico.

Con la remissione clinica Stefania è ritornata alla sua vita e ogni problematica presente è stata rimossa, messa da parte, quasi "per dimenticare un periodo brutto e di stanchezza"; per Patrizia invece il quadro depressivo ha sollecitato profondi interrogativi consentendole di intraprendere un lavoro terapeutico necessario a prendere consapevolezza delle proprie difficoltà emotive.

8.7   Lo svuotamento delle mansioni

Sandro è appena rientrato in Italia dopo un periodo di due anni trascorso all'estero per un corso di perfezionamento in economia aziendale, ha 40 anni e dopo 13 anni di lavoro aveva avvertito l'esigenza di ricalibrarsi, di approfondire alcuni segmenti dalle propria professionalità.

L'azienda in cui lavora gli aveva concesso i benefici contrattuali, ma aveva manifestato aperta contrarietà rispetto alla sua scelta, ritenendola non in linea con le strategie aziendali e comunque operata in un momento di particolare crisi aziendale.

> "Nonostante queste divergenze, l'amministrazione mi aveva concesso il periodo di aspettativa, sono quindi partito tranquillo e nulla mi faceva pensare che al rientro avrei trovato il mio posto occupato. Oggi sono stato messo da parte, pur conservando un ruolo dirigenziale sono ai margini delle scelte aziendali, non mi viene affidato alcun progetto, mi sento inutile e non so cosa fare".

Il rientro di Sandro è stato piuttosto traumatico in quanto si è trovato letteralmente messo da parte, senza alcuna possibilità di rivendicare la sua posizione, occupata ora da un suo precedente collaboratore.

La sua reazione è stata quella di cercare una mediazione con l'azienda, di ricontrattare la sua posizione senza ricevere alcuna risposta, non ha avuto neanche la possibilità di essere ricevuto dall'amministratore che aveva delegato il responsabile delle risorse umane.

Per Sandro si è aperto un periodo di aperto contrasto con l'azienda che lo aveva portato a sviluppare un quadro clinico caratterizzato da disturbi dello spettro ansioso-depressivo.

Ha iniziato a essere irritabile in famiglia – è sposato con due figlie –, a non dormire, a fumare più di 20 sigarette al giorno, a sentirsi ansioso, preoccupato per il futuro, demotivato; in azienda ha invece assunto un atteggiamento remissivo, svolge al meglio i compititi che gli vengono assegnati, ma con l'unica preoccupazione di doversi difendere dalla continue contestazioni che il suo capo gli rivolge, contestazioni che sembrano finalizzate a fargli comprendere che la cosa migliore da fare sia quella di licenziarsi.

Per tali motivi Sandro ha intrapreso un'azione legale nei confronti dell'azienda, anche su consiglio del terapeuta del centro antimobbing a cui si era rivolto per una certificazione; le sue condizioni cliniche hanno altresì richiesto la prescrizione di un antidepressivo.

Al settimo mese di terapia – sia farmacologica che psicoterapeutica – le condizioni di Sandro sono discrete, dal punto di vista clinico persiste uno stato d'ansia, ma è migliorata la gestione del quotidiano e la relazione con la propria famiglia; è tuttavia subentrato uno stato di demotivazione professionale per cui sembra che Sandro si faccia scudo dell'azione legale intrapresa, rinviando ad un secondo momento ogni altra scelta. Ha in pratica assunto un atteggiamento di attesa, quasi una resa, che lo pone in una condizione di vulnerabilità psichica e di inerzia, anche rispetto alla propria professionalità.

Michela, 42 anni, cardiologo, sposata con tre figli, ha invece iniziato ad avere problemi sul lavoro da quando è entrata in contrasto con il suo direttore a seguito di vicende personali extralavorative; dipendente di un noto ospedale, Michela, stimata professionista con 15 anni di attività, ha cominciato a ricevere dal suo direttore continue contestazioni – riguardanti sia aspetti professionali che contrattuali - in merito al proprio operato.

Per Michela è iniziato così un periodo di forte tensione emotiva che ha reso necessario la prescrizione di un antidepressivo e un percorso psicoterapeutico che segue con discontinuità.

"Riesco a lavorare con precisione perché sono brava, ma questo mi costa molto, perché devo fare attenzione a qualsiasi cosa, è come vivere in mezzo ad un branco di lupi; intorno a me c'è un vuoto assoluto, tutti i miei colleghi e gli infermieri si sono schierati contro di me. Non riesco più a dormire, mi sento molto stanca, irritabile, ansiosa e ho continue crisi di pianto, anche se con gli altri riesco ad apparire forte ... ciò mi consente di continuare la mia attività privata senza particolari problemi".

Michela tuttavia teme per la sua stanchezza e la sua rabbia, ha paura di poter avere un "crollo improvviso", anche perché sente la responsabilità della famiglia che, pur sostenendola, sta comunque vivendo la situazione con notevole disagio.

Anche Michela ha intrapreso un'azione legale nei confronti dell'azienda ospedaliera e, in un momento di forte tensione, ha preferito usufruire di un periodo di aspettativa non retribuita maturando così l'idea – condivisa peraltro dall'amministrazione – di trasferirsi in un altro reparto dove, pur nella consapevolezza di essere "l'ultima arrivata" ed accettando un incarico professionale di minore rilievo rispetto al precedente, sa di poter lavorare con maggiore serenità.

Il trattamento antidepressivo è proseguito per circa dodici mesi, fino alla remissione completa del quadro clinico; la sospensione del farmaco è avvenuta gradualmente, mentre il trattamento psicoterapeutico è stato interrotto da Michela dopo solo quattro mesi, ritenendolo superfluo perché "consapevole dei propri problemi e delle proprie difficoltà". L'azione legale sembra intanto procedere a suo favore.

Dal punto di vista diagnostico le sintomatologie che presentano Sandro e Michela sono relative a un *Disturbo dell'adattamento con umore misto*.

Osservazioni cliniche

Sia Sandro che Michela non presentano disturbi di personalità, sono ben integrati nel proprio ambiente e non hanno mai avuto disturbi specifici o condizioni di disagio; entrambi si sono trovati ad affrontare una situazione di tensione lavorativa che ha determinato lo sviluppo di una sintomatologia da disadattamento con sintomi dello spettro ansioso-depressivo.

L'atteggiamento di Sandro è stato remissivo, accondiscendente; ha intrapreso l'azione legale nei confronti dell'azienda, ma solo su consiglio del suo terapeuta; la sua demotivazione rispecchia un atteggiamento di sconforto e di rinuncia nei confronti delle situazioni di stress tanto da fargli sembrare condivisibile qualsiasi decisione dell'azienda, anche se penalizzante.

Presenta un profilo di personalità "depressivo", "demoralizzante", con la presenza di sensi di colpa e di sentimenti di inadeguatezza, non ritenendo di avere sufficienti risorse per gestire la tensione lavorativa; si è trovato ai margini dell'azienda in una situazione di mortificazione professionale che tuttavia viene accentuata dal suo atteggiamento di rinuncia e demotivazione. Con il tempo la professionalità di Sandro si è affievolita e la sua concentrazione è ancorata al presente, senza alcun slancio progettuale verso il futuro.

L'atteggiamento di Michela è invece sostanzialmente diverso poiché nella difficoltà ha cercato e trovato soluzioni adattive che le hanno consentito di valorizzare al meglio la propria professionalità, pur in presenza di una situazione lavorativa difficile. Il suo profilo di personalità è caratterizzato da una buona autostima, da un senso di autoefficacia che le consente di attuare strategie difensive adeguate, anche in situazioni di crisi.

Le scelte adottate, anche se penalizzanti dal punto di vista della carriera professionale, le consentono tuttavia di mantenere elevato il proprio standard professionale e di compensare le delusioni derivanti dal contesto lavorativo.

Anche se le situazioni descritte sono diverse, esse appaiono accomunate dalla natura disadattiva del disturbo – legato a situazioni di "costrittività lavorativa" – che ha comportato una compromissione del funzionamento globale con ripercussioni anche familiari e sociali.

L'ambito dei disturbi disadattivi appare caratterizzato dall'insorgenza di quadri psicopatologici anche di particolare rilevanza clinica, ma che tendono a risolversi in un breve periodo di tempo; tuttavia, in alcune circostanze, possono rappresentare il preludio a situazioni psicopatologiche croniche e difficili da trattare.

Se per Michela il periodo di adattamento è stato superato e si è avuta una remissione del quadro clinico, per Sandro si è innescata una compromissione del suo abituale modo di interagire con se stesso e con gli altri, con la comparsa di rimuginazioni ossessive, tendenza all'isolamento e all'ideazione ipocondriaca.

Sottoposta a test valutativi rispetto alle principali aree psicopatologiche, si evidenzia per Michela un abnorme stato di *iperarousal psicofisiologico* caratterizzato da un profilo elevato di ansia, di ossessione e di somatizzazione con una lieve componente depressiva.

Le preoccupazioni principali da lei sostenute sono relative alla sua immagine: non è tanto importante il ruolo che occupa all'interno dell'organizzazione, quanto la sua professionalità, ciò a conferma di un adeguato livello di autostima che si è mantenuto stabile anche nel momento di maggiore crisi.

Sandro presenta invece un elevato profilo di ansia con una marcata componente depressiva ed ossessiva, con un basso livello di autostima che inficia in modo negativo la sua reattività alla condizione di disadattamento lavorativo; dal punto di vista della comprensione del dato clinico le problematiche lavorative rappresentano una conferma del pensiero di Sandro, del suo modo di valutarsi: si ritiene infatti inadeguato e fragile, professionalmente non all'altezza dei compiti che in passato gli sono stati affidati. Ciò giustifica anche l'atteggiamento di rinuncia e di passività che ha assunto.

Commento

La diagnosi di disturbo dell'adattamento può avere diversi risvolti nella pratica clinica, ogni situazione è diversa dall'altra e, in alcuni casi, si possono sviluppare quadri clinici difficili da gestire.

Pur nell'ambito dello stesso profilo diagnostico e sintomatologico – i *disturbi disadattivi* – le problematiche da affrontare appaiono molto diverse e richiedono una specificità di trattamento; l'attenzione del clinico deve modularsi essenzialmente su due momenti: il controllo della sintomatologia e della modalità di reazione – di adattamento – a ciò che sta accadendo.

Il controllo della sintomatologia appare di fondamentale importanza in quanto lo sviluppo di quadri psicopatologici disadattivi può dar luogo a profonda sofferenza con alterazione e compromissione del funzionamento globale del soggetto, aumento del rischio suicidario e dei comportamenti a rischio.

Sono, infatti, frequenti in questi casi i disturbi della condotta come l'inadempienza verso le responsabilità legali, la litigiosità, l'abuso di alcolici o di farmaci ansiolitici o analgesici, guida spericolata o altri comportamenti che mettono a rischio la propria e l'altrui incolumità.

Dal punto di vista terapeutico l'indicazione alla psicoterapia appare di prima scelta, riservando la prescrizione dei farmaci – ansiolitici o antidepressivi – ai casi in cui l'intensità e la durata dei sintomi lo richiedono.

Una buona psicoterapia e l'adozione, laddove necessario, di prescrizioni farmacologiche, consentono di ottenere una remissione del quadro clinico in una rilevante percentuale dei casi, ma l'esito del trattamento è condizionato da numerose variabili non facili da identificare e gestire.

In primo luogo la personalità del paziente, la sua modalità di reazione agli eventi della vita, la sua professionalità e il ruolo ricoperto all'interno di un'azienda condizionano in modo rilevante l'evoluzione del quadro clinico.

Soggetti con personalità fragile, dipendente, che sviluppano sensi di colpa e di inadeguatezza, tendono ad essere remissivi e ad accettare passivamente gli eventi della vita, sviluppando nel tempo quadri depressivi anche di particolare rilevanza clinica; quelli con personalità più "forte ed aggressiva" tendono ad essere particolarmente reattivi innescando problemi su problemi senza un piano strategico ben definito, diventano rivendicativi, non accettano compromessi o negoziazioni, tendono ad esasperare la conflittualità all'infinito.

È quindi importante lavorare fin dall'inizio sui fattori di personalità che consentono all'individuo di adottare *strategie di coping* efficaci in rapporto al vissuto disadattivo.

L'intervento psicoterapeutico precoce è correlato ad una prognosi migliore poiché c'è la possibilità di intervenire prima che si inneschino reazioni a catena che, nel tempo, si stratificano diventando difficili da sostenere, con un danno alla salute dell'individuo e alla famiglia, ma anche all'azienda e alla società.

Nel caso di Giulio lo sviluppo di reazioni ipocondriache, oltre che rivendicative, persistenti e rilevanti, rendono il lavoro del clinico più difficile, mentre lo sviluppo di reazioni adattive adeguate – come per Michela – favoriscono la risoluzione della conflittualità e l'adozione di strategie difensive più appropriate.

8.8   I traumi indelebili, le ferite invisibili

Maria, 35 anni, aveva investito tutto su Antonio, l'aveva conosciuto a vent'anni ad una festa e si erano sposati dopo due anni, un matrimonio felice da cui sono nati due bambini. Maria non ha mai lavorato, si è dedicata alla famiglia e ha sostenuto suo marito nell'attività di imprenditore edile, portata avanti con tanta difficoltà, anche in considerazione dell'attuale momento di crisi economica.

> "Tutto sembrava procedere per il meglio, una vita di sacrifici, ma eravamo felici. Ora Antonio non c'è più, è morto all'improvviso, stava bene, di recente aveva fatto anche dei controlli, non c'era nulla, eppure è morto, ora mi sento impazzire, non so cosa fare, e sono molto preoccupata per i miei figli...".

Maria ha tanta rabbia, non dorme, non riesce a comprendere cosa sia successo; su indicazione del medico di famiglia, che le ha prescritto una benzodiazepina, viene indirizzata allo psichiatra: il quadro clinico è caratterizzato da una sintomatologia a prevalente espressività ansiosa, con irritabilità, ansia, irrequietezza, difficoltà alla concentrazione, insonnia, facile distraibilità e affaticabilità.

Il tono dell'umore è tendenzialmente depresso, prevalgono vissuti di rabbia (*Perché proprio a me?*), sensi di colpa (*avrei dovuto essere più attenta*), di impotenza e preoccupazione rispetto al futuro (*come riuscirò a sopravvivere?*); ciò nonostante riesce a conservare un buon livello di funzionamento e ad accudire i figli, di 7 e 10 anni, senza particolari difficoltà. Ha anche eseguito degli esami che hanno evidenziato una disfunzione tiroidea di recente insorgenza e per la quale le è stato prescritto una terapia specifica.

Si è ritenuto opportuno procedere a una graduale sospensione dell'ansiolitico e ad intraprendere una psicoterapia.

Guido si è trovato invece a dover gestire la morte del padre per suicidio ed un tentato suicidio del fratello; ora vive con la madre, si è laureato in giurisprudenza ed ha iniziato da qualche mese ad insegnare, anche se con incarico temporaneo.

Il padre si è suicidato due anni fa, aveva 67 anni, pensionato, con un'anamnesi negativa sia per patologie psichiche che organiche, godeva di buona salute e non vi erano stati segni premonitori.

> "È successo tutto all'improvviso, a ciel sereno, non avevamo problemi, la mia è una famiglia tranquilla, è sempre stata tranquilla, non riusciamo a comprendere cosa sia potuto accadere; poi, anche mio fratello dopo sei mesi ha tentato il suicidio. Non ha mai accettato la morte di nostro padre, ora sta bene, si è trasferito lontano da casa e si è sposato, io invece da circa quattro mesi non mi riconosco, sono depresso, mi manca la voglia di vivere".

Guido, 23 anni, presenta una quadro depressivo caratterizzato da ipostenia, disinteresse per l'ambiente circostante, depressione del tono dell'umore, insonnia, difficoltà a gestire il quotidiano, facile distraibilità, sensi di colpa, frequenti mal di testa e precordialgie; da alcune settimane sta assumendo una benzodiazepina prescritta dal proprio medico di famiglia, ha anche eseguito degli esami di laboratorio e un ECG con visita cardiologica che sono risultati nella norma.

A seguito dell'assunzione del farmaco Guido si sente "più tranquillo", ma gli manca "l'energia per affrontare la giornata" e il suo rendimento lavorativo è notevolmente compromesso; dal punto di vista terapeutico gli è stato prescritto un antidepressivo.

L'ansiolitico gli è stato sospeso gradualmente e gli è stata consigliata una psicoterapia che Guido ha iniziato fin dal primo momento, vivendola come un'esperienza importante per la propria vita.

Anna ha perso il figlio di 18 anni in un incidente automobilistico: lo stava aspettando, era da poco passata la mezzanotte quando le arriva una telefonata dei carabinieri: ha perso il controllo dell'auto e si è schiantato contro un muro. Non c'è stato nulla da fare. Da allora Anna, pur continuando a gestire il suo piccolo negozio, si reca tutti i giorni al cimitero, due volte al giorno, un rituale che continua da anni ma che le dà "la forza di vivere".

"Continuo a vivere nella speranza di rivedere mio figlio, era tutto per me, la mia vita ha ora una dimensione diversa, non credo che nulla abbia più senso e sono completamente assorta nel mio dolore".

Lei vive da sola, è divorziata e ha un'altra figlia sposata, ma che vive in un'altra città; dopo la morte del figlio ha ripreso a lavorare come prima, ma la sua vita è cambiata, tutto ha assunto un "colore diverso", tutto si è rallentato ed evita ogni relazione sociale che non sia strettamente indispensabile.

Mi ha consultato su consiglio del medico di famiglia per un episodio di ansia caratterizzato da irrequietezza, sensazioni di sbandamento, facile distraibilità, insonnia e palpitazioni; tale episodio è durato circa tre mesi ed è stata sufficiente la prescrizione di una benzodiazepina per circa due settimane.

Ha eseguito una serie di indagini cliniche che hanno evidenziato l'insorgenza del diabete e richiesto un trattamento specifico.

Osservazioni cliniche

L'esperienza del lutto ha segnato profondamente Maria e Guido, entrambi hanno dovuto affrontare situazioni nuove ed impreviste; oltre al vissuto legato alla morte dei propri cari, si aggiunge l'incognita del futuro: per Maria l'incertezza economica, la mancanza di un adeguato sostegno familiare (i suoi genitori sono anziani e non possono aiutarla più di tanto), la preoccupazione per i figli. Per Guido le preoccupazioni maggiori sono per la salute della madre, con cui vive, per le condizioni psicologiche dell'unico fratello e per l'incertezza del suo futuro professionale, oltre che per la mancanza di un sostegno affettivo; infatti, qualche anno fa, si è lasciato con una ragazza dopo una relazione di circa sei anni.

La personalità di Maria appare più forte, è consapevole delle responsabilità che ha nei confronti di se stessa e dei figli; sa che deve ricominciare daccapo, di non poter contare sull'aiuto di nessuno e di doversi trovare un lavoro per affrontare le difficoltà economiche.

Da un lato vive l'angoscia della perdita del marito, dall'altro ha indirizzato tutti i suoi sforzi, fin dal primo momento, verso modalità reattive positive, ritenendo di non doversi "arrendere al destino".

L'atteggiamento di Guido è stato invece molto diverso: il quadro depressivo è insorto dopo due anni dalla morte del padre e in questi due anni non vi è stato alcun segnale di cedimento o disagio psicologico, neanche dopo il tentato suicidio del fratello. Una tranquillità apparente che si è interrotta bruscamente con l'insorgenza del quadro depressivo che sembra avergli tolto ogni speranza rispetto al futuro.

Caratterialmente si descrive come una persona mite, tranquilla, fragile, remissiva, molto legato alla propria famiglia e soprattutto alla madre che nell'ultimo anno sta presentando un progressivo decadimento cognitivo tanto da rendere necessaria un'assistenza continuativa.

Ha una buona capacità introspettiva, molto più complessa rispetto a quella di Maria che ha interrotto il trattamento psicoterapeutico dopo sette mesi con una remissione completa del quadro clinico, contribuito dal fatto di aver trovato lavoro come segretaria in un'azienda.

Per Guido la remissione del quadro clinico si è avuta dopo circa sei mesi di trattamento farmacologico e la psicoterapia – protratta per due anni – ha consentito il consolidamento dei risultati conseguiti.

Per ciò che concerne gli obiettivi terapeutici, in primo luogo si è considerata la necessità di controllare il quadro psicopatologico, per poi intervenire sulle problematiche legate all'esperienza del lutto.

Nel caso di Maria, considerata l'insorgenza precoce del quadro clinico – a quattro mesi dalla morte del marito – si è focalizzata l'attenzione sul contenimento della reazione emotiva e sulle strategie di *coping* utili ad affrontare le problematiche emergenti.

L'assenza di un vero quadro depressivo ha reso più agevole il lavoro psicoterapeutico, problema invece rilevante nel caso di Guido, laddove è stato necessario intervenire con maggiore gradualità e in rapporto all'evoluzione del quadro clinico. La componente depressiva, persistente e marcata, ha infatti rallentato il processo di guarigione che ha comportato una completa messa in discussione di tutti i suoi valori e del suo modo di affrontare la vita.

Per Anna invece il tempo si è fermato, ha trovato un proprio equilibrio, è come se fosse assorta nei propri pensieri, in una dimensione del tutto personale, porta in sé il dolore della perdita del figlio con pacata rassegnazione.

Commento

Come per Anna, l'elaborazione del lutto assume per ciascun individuo una particolare connotazione che si rapporta alla storia individuale, agli obiettivi futuri, alla necessità di dover riorganizzare il futuro per impellenti necessità.

Per Anna il futuro non c'è, ha 50 anni e la sua vita si è fermata, rimane inaccessibile a qualsiasi tipo di intervento psicologico, in lei si è spento qualsiasi entusiasmo, reagisce agli stimoli in maniera adeguata, ma entro limiti ben precisi, conserva buone relazioni con la figlia e con i nipoti, continua a lavorare; si è chiusa in se stessa, ma ha trovato un suo equilibrio che, anche se precario, le consente di gestire il quotidiano.

In Maria invece prevalgono i vissuti di rabbia, come se "qualcuno le avesse portato via ciò che aveva di più caro", come se "nessuno si fosse accorto che Antonio stava già male", alla rabbia subentra tuttavia la necessità di dover fare i conti con la realtà e di dover riorganizzare in tempi rapidi il proprio modo di vivere.

Per Guido la vita invece si è molto appesantita, non si dà pace per la morte del padre, si sente in colpa, ciò che è successo ha alimentato in sé molti dubbi rispetto ai suoi valori esistenziali, tutto si è rallentato, continua ad interrogarsi sul perché sia successo tutto questo, si sente solo e non nasconde la paura che suo fratello "possa riprovarci".

L'esperienza traumatica del lutto incide profondamente nella vita di un individuo e l'intervento terapeutico deve essere molto accorto, operato nel rispetto della personalità del soggetto e dei suoi valori; molto spesso occorre rispettare e salvaguardare, come nel caso di Anna, l'equilibrio che si è instaurato, altre volte essere attenti ad aiutare la persona a riorganizzare la propria vita in rapporto alle nuove esigenze, per raggiungere e sostenere nuovi equilibri.

In ogni caso è importante valutare l'eventuale presenza di patologie organiche che, proprio per la persistenza di una condizione di stress, possono più facilmente slatentizzarsi, come l'insorgenza del diabete, di disfunzioni tiroidee o di quadri ipertensivi, situazioni che richiedono un idoneo trattamento medico.

Occorre quindi, in presenza di quadri psicopatologici, operare un'attenta diagnosi differenziale per escludere l'occorrenza di patologie organiche, anche in comorbilità.

La scelta di operare un trattamento farmacologico – con antidepressivi o ansiolitici – deve essere particolarmente oculata e inserita in una valutazione psicologica complessiva che tenda in ogni caso a privilegiare la possibilità di un intervento psicoterapeutico mirato ad aiutare la persona a elaborare il lutto in modo adeguato.

Molto dipende dalla personalità del soggetto, dall'età, dal livello culturale, dall'essere o meno religioso, dalla rete di sostegno familiare, sociale e lavorativa e dalle prospettive future individuali; in ogni caso un buon approccio psicologico valorizza la reattività positiva all'evento luttuoso e rende possibile la riscoperta interiore di risorse psicologiche che favoriscono livelli adeguati di adattamento; l'uso dei farmaci ha un suo valore e risulta efficace per gestire quadri psicopatologici di particolare rilevanza clinica.

La valutazione del significato dei sintomi e della loro rilevanza clinica consente di operare scelte terapeutiche appropriate; ciò che va evitato è la prescrizione dei farmaci svincolata da un discorso psicoterapeutico o comunque da controlli clinici periodici.

In tali situazioni possono favorirsi condizioni di uso cronico dei farmaci clinicamente non giustificato, che in talune circostanze può associarsi ad abuso di alcolici.

Particolare attenzione deve essere rivolta all'insorgenza di quadri psicopatologici in soggetti anziani in seguito alla morte del coniuge; infatti, le possibili manife-

stazioni cliniche possono essere caratterizzate da quadri depressivi atipici, stati con-
fusionali o deliranti o altre manifestazioni psicopatologiche che, in ogni caso, richiedono un'attenta valutazione diagnostica anche per l'elevato rischio suicidiario; è anche evenienza diffusa che tali manifestazioni possano rappresentare l'esordio di
quadri demenziali.

8.9   La perdita del *ben-essere*

Simona ha 42 anni, è sposata, ha due figlie di 4 e 15 anni, lavora come biologa
in un laboratorio di analisi cliniche, ha sempre goduto di buona salute, non vengono riferite particolari conflittualità coniugali né altre problematiche familiari o lavorative; l'anamnesi è negativa per patologie psichiatriche.

> "Sono sempre stata una donna forte e un punto di riferimento per la mia famiglia e gli amici, ma ora
> tutto è finito, sono senza prospettiva, il tempo si è fermato e mi sembra che tutto abbia perso senso,
> la mia vita è appesa a un filo, non riesco neanche più a guardarmi allo specchio".

Per Simona la vita è cambiata da quando, cinque mesi fa, le è stato diagnosticato un carcinoma mammario; tutto è successo all'improvviso, in seguito a un' auto-
palpazione con cui si è accorta di avere un nodulo al seno. In precedenza non si era
mai preoccupata di fare dei controlli, ma recentemente aveva seguito e assistito una
sua amica che aveva dovuto operarsi per lo stesso problema e ciò l'aveva resa più
sensibile e preoccupata.

> "Mi sono fatta coraggio e ho consultato lo stesso chirurgo che ha operato la mia amica; mi sono quin-
> di operata e ora devo sottopormi a un nuovo intervento per la ricostruzione del seno, ma lo farò dopo
> la chemioterapia, perché ora mi sento troppo stanca e sfiduciata".

Dal punto di vista psichico Simona presenta una sintomatologia ansiosa con insonnia, facile distraibilità, difficoltà a concentrarsi, palpitazioni e una sensazione di
"vuoto alla testa". L'ideazione è polarizzata sulle preoccupazioni inerenti lo stato di
salute; ciò che maggiormente la rattrista è la paura di morire e l'idea che con la sua
morte le due figlie rimarranno sole, senza la loro madre.

Si prefigura la morte, ma allo stesso tempo sente in sé la speranza di arrivare a
"sconfiggere il brutto male"; in questo momento si sente sola, Giulio, suo marito, non
sembra darle coraggio, è molto distante e non riesce ad esserle di aiuto.

Con le figlie cerca di essere spontanea, di nascondere le sue preoccupazioni, ma
la malattia è stata percepita nel suo livello di gravità e la prima figlia, che frequenta il secondo liceo scientifico, ha iniziato a presentare manifestazioni di disagio, con
irritabilità, disturbi del sonno e difficoltà di concentrazione.

A Simona è stato proposto un intervento psicoterapeutico finalizzato a rimodulare le proprie tensioni e a individuare adeguate *strategie di coping*.

Viviana ha 46 anni e sei mesi fa ha subito un intervento al seno per un carcinoma; sposata, ha 4 figli, lavora come centralinista presso un istituto di vigilanza e nel tempo libero aiuta il marito che gestisce un'attività commerciale. Viviana si è sposata all'età di 19 anni, la sua è stata un'infanzia difficile, il padre era alcolista, la madre è morta per una neoplasia al pancreas in giovane età e lei, per fuggire dal suo ambiente familiare, si è sposata con Antonio:

> "Ho sempre svolto il mio ruolo di moglie e madre senza risparmiare energie, ho mediato ogni conflittualità, mio marito ha un brutto carattere, è geloso, ossessivo e con i figli non ha un buon rapporto, non si è mai fatto carico di nulla".

Da quando si è operata e poi sottoposta a un primo ciclo di chemioterapia Viviana ha cambiato atteggiamento nei confronti di tutti, è più distaccata, si è concentrata su se stessa, desidera avere più autonomia e non vuole più farsi carico dei problemi familiari, almeno non nella misura in cui se ne occupava prima.

> "Ho un'altra consapevolezza, quella della morte, e in questo momento desidero stare tranquilla, mi sono stancata di assumermi le responsabilità di tutta la famiglia e soprattutto di rincorrere gli altri e di intossicarmi per problemi futili, ho compreso l'importanza della vita e voglio stare tranquilla".

Questo atteggiamento ha rotto un equilibrio familiare, Antonio ha iniziato a essere irritabile con i figli, a manifestare intense reazioni di gelosia per la moglie, ad abusare di alcolici e ad avere problemi sul lavoro, soprattutto nei confronti dei suoi collaboratori, con i quali nelle ultime settimane ha avuto forti momenti di tensione.

Osservazioni cliniche

Simona e Viviana stanno vivendo un periodo particolare della loro vita, in quanto l'esperienza di malattia si pone come una frattura rispetto al passato smorzando l'entusiasmo per il futuro e ogni progettualità.

Per Simona la sintomatologia è caratterizzata da sintomi depressivi con una lieve componente ansiosa, la funzionalità globale è conservata e si rileva un forte desiderio di ricevere comprensione e attenzione da parte dei familiari, soprattutto dal marito che invece sembra aver reagito con un "distacco affettivo"; ha infatti intensificato i suoi impegni lavorativi, evita di accompagnare Simona dal medico o di occuparsi di altre esigenze familiari. Sembra quasi che l'esperienza di malattia della moglie abbia attivato comportamenti difensivi che lo aiutano ad allentare una propria tensione interiore rispetto alla gravità della malattia.

La preoccupazione principale di Simona è tuttavia rivolta alle figlie, in particolare alla prima figlia che ha 15 anni e con cui sta entrando spesso in conflitto; non riesce a comprendere il suo comportamento, le contesta qualsiasi cosa faccia e non riesce a starle vicino.

Viviana sta vivendo invece la sua malattia attuando un atteggiamento di distacco nei confronti di tutti, ha allentato ogni suo impegno familiare e lavorativo limitandosi all'essenziale sostenendo che finalmente ognuno debba farsi carico dei propri impegni. Non ha più nessuna intenzione di interessarsi a problemi "sciocchi e a questioni inutili", ora le interessa l'essenziale, vuole solo essere lasciata tranquilla.

Dal punto di vista clinico non vi sono segni o sintomi rilevanti, il suo funzionamento è conservato e ora sta programmando un intervento di ricostruzione del seno; mi ha consultato per le tensioni familiari che sono insorte con la sua malattia, in particolare per il marito che sta diventando sempre più fonte di disagio e preoccupazione.

Commento

L'esperienza di malattia ha connotazioni importanti nella vita di un individuo, anche quando la prognosi è buona e quando le attuali terapie sortiscono risultati positivi; la fase di adattamento alla malattia può avere tempi e modalità diverse di espressione, con ripercussioni sia personali che familiari e sociali.

Rispetto alla perdita del benessere le risposte possono essere molteplici, ogni persona cerca di riorganizzare la propria vita nel tentativo di conquistare l'equilibrio messo in crisi dalla malattia; nella maggior parte dei casi il periodo di adattamento ha tempi ben definiti e la sofferenza psicologica viene elaborata con gradualità, fino all'accettazione della malattia con l'assunzione di un atteggiamento combattivo.

La malattia evoca, sin dal primo momento, vissuti di morte e d'impotenza e perciò si pone come un terreno fertile per lo sviluppo di quadri depressivi anche severi, che possono compromettere in modo rilevante la vita del soggetto; l'angoscia non sempre può essere gestita, perché le malattie non sempre guariscono e perché non sempre è facile avere speranza, anche quando la prognosi è buona.

Ne conseguono importanti implicazioni emotive che tracciano un percorso personale di sofferenza e di rielaborazione di emozioni in cui l'opera del medico risulta di particolare importanza essendo mediatore di istanze contrapposte.

La sua mediazione potrà essere di grande aiuto nel rendere il paziente più determinato nell'affrontare la patologia e quindi nell'acquisire uno *stile di coping* efficace, capace di aiutare il soggetto a rimodulare e riorganizzare la propria vita alla luce di quanto successo, favorendo un utilizzo ottimale delle risorse psicologiche disponibili in ogni individuo.

Tali strategie oltre che prevenire lo sviluppo di disturbi emotivi, hanno una buona efficacia nel trattamento degli stessi e si sono dimostrate valide nel migliorare la qualità della vita dei pazienti.

Dal punto di vista clinico la comprensione delle problematiche psicologiche connesse alla malattia – alla perdita del *ben-essere* – è di fondamentale importanza poiché interventi precoci possono evitare l'insorgenza di quadri psicopatologici severi, come la depressione o l'ipocondria, che hanno un impatto negativo sia sulla qualità della vita della persona che sulla prognosi della patologia organica.

Inoltre, interventi psicologici precoci possono aiutare la persona a gestire meglio il percorso di malattia, sia a livello personale che familiare o sociale; come nel caso di Viviana la malattia può determinare l'insorgenza di problematiche familiari che possono, se non ben gestite, avere un impatto negativo sulla malattia e sulla *compliance* al trattamento.

Altrettanto rilevanti sono le problematiche psicologiche connesse all'attività lavorativa; la ripresa del lavoro durante o dopo la malattia non sempre è facile da gestire e possono emergere quadri psicopatologici che, se non adeguatamente trattati, hanno una ricaduta negativa sul benessere dell'individuo e sulla sua efficacia lavorativa.

Bibliografia

1. Cosmacini G (1995) La qualità del tuo medico. Per una filosofia della medicina. Laterza, Roma-Bari
2. Pellegrino F (2005) La gestione delle politerapia. Medici Oggi, IX, 7:312-313
3. Mundo E (2009) Neuroscienze per la psicologia clinica. Raffaello Cortina Editore, Milano
4. Moja EA, Vegni E (2000) La visita medica centrata sul paziente. Raffaello Cortina Editore, Milano
5. Consensus Statement (1997) in Medicina Psicosomatica e Formazione Psicologica del Medico. Medicina Psicosomatica, 42:3
6. Catanzaro P (2008) Nuovi sviluppi in psiconcologia. Vitamina Press, Perugia
7. Molinari E, Compare A, Parati G (2007) Mente & cuore. Clinica psicologica della malattia Cardiaca. Springer, Milano
8. Pellegrino F (2008) Disturbi psichici e patologie fisiche. Mediserve, Milano-Firenze-Napoli
9. Comelli I, Cervellin G, Meschi T, Borghi L (2010) Dalla sindrome all'ICD: i percorsi clinici della sindrome di Brugada. Emergency Care Journal, 3:7-14
10. Morrison J (1998) Disturbi psichici e malattie organiche. McGraw-Hill, Milano
11. APA (2001) Manuale Diagnostico e statistico dei disturbi mentali, DSM IV-TR. Masson, Milano
12. Pellegrino F (2004) Nuovi strumenti contro il disagio. Medici Oggi, 3:58-60
13. Brown TM, Stoudemire A (1999) Effetti collaterali neuropsichiatrici dei farmaci. Centro Scientifico Editore, Torino
14. Riccardi A, Pastorino L, Corti L, Guiddo G et al (2010) Ipososforemia, dall'analisi retrospettiva all'analisi del possibile ruolo della fosforemia nei disturbi di panico. Emergency Care Journal, 3:15-20
15. Rochon PA, Gurwitz JH (1997) Optimising drug treatment for elderly: the prescribing cascade, BMJ 315:117-123
16. www.farmacovigilanza.org
17. Balint M (1990) Medico, paziente e malattia. Feltrinelli, Milano (traduzione italiana di The Doctor, his Patient and the Illness. Pitman Medical Publishing Co. Ltd, London, 1957)
18. Commissione Tecnica sul Rischio Clinico (2004) Risk management in Sanità. Il problema degli errori. Ministero della Salute, Roma
19. American Psychoanalytic Association (2008) Manuale Diagnostico Psicodinamico. Raffaello Cortina Editore, Milano
20. Morosini P, Perraro F (2001) Enciclopedia della Gestione di Qualità in Sanità. Centro Scientifico Editore, Torino
21. OMS (1996) Classificazione delle sindromi e dei disturbi psichici e comportamentali, ICD-10. Masson, Milano

22. STROBE Statement: linee guida per descrivere gli studi osservazionali (Traduzione italiana, 2008), Terapia Evidence Based, Vol 1, Issue 1. Consultabile sul sito www.wkhealth.it/teb

23. Pellegrino F (1998) La pillola della felicità. Positive Press, Verona

24. Pellegrino F (2004) Psicosomatica. Mediserve, Milano-Firenze-Napoli

25. OMS (1997) Linee guida per la diagnosi e la gestione dei disturbi mentali nella medicina Generale. Masson, Milano

26. Baldoni F (2010), La prospettiva psicosomatica. Il Mulino, Bologna

27. Pellegrino F (2007) Psicopatologie emergenti. Mediserve, Milano-Firenze-Napoli

28. Pellegrino F (2010) Stress lavorativo come malattia professionale: il rischio psicosociale. Momento Medico, Salerno

29. Guerreschi C (2009) Workaholic. Guerini e Associati, Milano

30. Marina AJ (2006) Il fallimento dell'intellignza. Longanesi, Milano

31. Darwin (2009) Istinti e ragione (a cura di Lamparelli C). Arnoldo Mondadori Editore, Milano

32. Cozolino L (2008) Il cervello sociale. Raffaello Cortina Editore, Milano

33. Pellegrino F (2010) Personalità e autoefficacia. Springer, Milano

34. Ministero della Salute (2008) Prevenzione del suicidio di pazienti in Ospedale, Raccomandazione n. 4

35. Tyrer P (1985) Neurosis divisible? The Lancet, 23:685-688

36. Pellegrino F (2008) Il dolore, aspetti psicologici e psicopatologici. Mediserve, Milano-Firenze-Napoli

37. Mollica RF (2007) Le ferite invisibili, storie di speranza e guarigione in un mondo violento. Il Saggiatore, Milano

38. Bowlby J (1982) Costruzione e rottura dei legami affettivi. Raffaello Cortina Editore, Milano

39. Mlodinow L (2010) Le leggi scientifiche del caso. Gruner+Jahr/Mondadori, Milano

40. Taleb NN (2010) Robustezza e fragilità. Il Saggiatore, Milano

41. Zimbardo PZ (2008) L'effetto lucifero, cattivi si diventa? Raffaello Cortina Editore, Milano

42. Pellegrino F (2008) Approccio alla depressione. Terapia Evidence Based, 1,1

43. AIFA (2008) Guida all'uso dei farmaci 5 (sulla base del British National Formulary). Elsevier Masson srl, Milano

44. Sabock BJ, Sadock VA, Ruiz P (2009) Comprensive Textbook of Psychiatry. Lippincott Williams & Wilkins, Philadelphia

45. Migone P (1996) La ricerca in psicoterapia: storia, principali gruppi di lavoro, stato attuale degli studi sul risultato e sul processo. Riv Sper Freniatr CXX, 2:182-238

46. Norcross JC, Beutler LE, Levanti RF (2006) Salute mentale: trattamenti basati sull'evidenza. Sovera Multimedia, Roma

47. Giusti E, Montanari C, Iannazzo A (2004) Psicoterapie Integrate. Edizioni Masson, Milano

48. Janiri L, Reina D (2006) Il rischio iatrogeno della psicoterapia. L'altro, IX, 3:39-41

49. Pellegrino F (2006) Oltre lo stress. Burn-out o logorio professionale. Centro Scientifico Editore, Torino

50. Pellegrino F (2003) Pratica clinica e ricerca, l'uso appropriato dei farmaci in psichiatria. Mediserve, Milano-Firenze-Napoli